SVEN-DAVID MÜLLER

Blutzucker natürlich senken

» Natürliche Helfer gegen zu hohen Blutzucker
» Mit den wichtigsten Praxis-Tipps für Typ-1- und Typ-2-Diabetiker
» Das erfolgreiche Trio für alle Diabetiker: Chrom, Zimt und Zink
» Zimt gegen Zucker: Mit 45 leckeren und blutzuckergesunden Rezepten

verlag mainz

INHALTSVERZEICHNIS

VORWORT

LIEBE DIABETIKER,
LIEBE LESERINNEN, LIEBE LESER,

Blutzucker natürlich senken ist möglich. Wenn Sie bei Diabetes mellitus nur an Insulinpens, Spritzen und verschreibungspflichtige Medikamente zur Blutzuckersenkung denken, hat Sie die Schulmedizin voll eingefangen. In vielen anderen Ländern gehört die natürliche Blutzuckersenkung oder Optimierung der Blutzuckerwerte wie selbstverständlich zur Diabetestherapie. In Deutschland meistens nicht, da uns die Pharmalobby stark beeinflusst, in erster Linie natürlich die Ärzteschaft, aber auch viele Patienten. Dabei sind neben einer blutzuckergesunden Ernährungsweise, viel Alltagsbewegung und Sport, Entspannungsmethoden wie autogenes Training sowie zusätzliche Maßnahmen wie beispielsweise natürliche Blutzuckersenkung wichtig, um eine optimale Blutzuckereinstellung erreichen zu können. Diabetes mellitus, umgangssprachlich auch als Zuckerkrankheit bezeichnet, verbreitet sich in Deutschland und anderen Industrienationen wie eine Epidemie. Schon jetzt leiden in Deutschland nach Schätzung der Deutschen Diabetes-Gesellschaft mehr als acht Millionen Menschen unter der chronischen Stoffwechselstörung. Diabetesexperten gehen davon aus, dass sich die Zahl der Diabetiker in den kommenden zehn Jahren verdoppeln wird. Dann leidet hierzulande jeder Fünfte unter erhöhten Blutzuckerwerten. Dies ist umso dramatischer, da Diabetes mellitus schon heute die häufigste Ursache für einen tödlichen Herzinfarkt, eine Erblindung, Fußamputationen und die Notwendigkeit der künstlichen Blutwäsche (Dialyse) darstellt.

Neben den klassischen medikamentösen Maßnahmen, die das Spritzen von Insulin – in der Regel über Pens – oder die Gabe von oralen Antidiabetika (Tabletten gegen erhöhte Blutzuckerwerte) bedeuten, gibt es eine Vielzahl von Möglichkeiten, den Blutzucker natürlich zu senken. Große wissenschaftliche Studien zeigen, dass die Erhöhung des Blutzuckers bei den meisten Diabetikern auf eine Insulinresistenz zurückzuführen ist. Das trifft insbesondere für Typ-2-Diabetiker zu. Bei diesen Patienten ist das Insulin nicht oder nur unzureichend in der Lage, seine blutzuckersenkende Wirkung auszuüben. Dafür sind unter anderem Überernährung, Übergewicht oder Fettsucht (Adipositas), Stress, Entzündungen, Bewegungsmangel und erbliche Faktoren (genetische Prädisposition) verantwortlich. Seit vielen Jahren ist bekannt, dass Diabetiker über den Urin nicht nur die Spurenelemente Zink und Chrom verstärkt verlieren. Auch andere wasserlösliche Substanzen (beispielsweise Magnesium, Jod oder Vitamin C) gehen bei Diabetikern verstärkt über den Urin verloren. Daraus entwickelt sich bei Diabetikern in der Regel ein Mangel an diesen Spurenelementen, Mengenelementen oder Vitaminen, der auch über spezielle Untersuchungen messbar ist. Drei Vitalstoffe braucht jeder Zuckerkranke in jedem Falle: Zink sowie sekundäre Pflanzenstoffe aus Zimt und Chrom. Zink ist notwendig für die Insulinbildung und -speicherung. Ein Zinkmangel bei Diabetikern ist unbedingt zu vermeiden, da dieses lebenswichtige Spurenelement die Insulinwirkung an der Zelle maßgeblich beeinflusst. Die Deutsche Gesellschaft für Ernährung (DGE) schreibt, dass die klinischen Anzeichen eines Chrommangels unter anderem insulinresistenzbedingte, erhöhte Blutzuckerwerte sind und dass sich diese durch die Gabe von dreiwertigem Chrom verbessern. Aktuelle Studien zeigen, dass durch die Gabe von spezifisch aufbereitetem Zimtpulver die Blutzuckerwerte um bis zu 30 Prozent reduzierbar waren. Dafür sind sekundäre Pflanzenstoffe, die im Zimt stecken, verantwortlich. Um eine ausreichende Zufuhr dieser sekundären Pflanzenstoffe zu gewährleisten, sollte Zimt in den Speiseplan eingebaut werden. Nichtsdestotrotz ist zu beachten, dass nicht zu viel Zimt über die Nahrung aufgenommen werden darf. Ernährungsmediziner und Ernährungswissenschaftler empfehlen daher zusätzlich die Einnahme von bestimmten wässrigen Zimtextrakten, die frei von Cumarinen sind. Ihr Apotheker berät Sie gern, welche Zimtpräparate cumarinfrei sind. Insgesamt sollten alle Diabetiker das Gewicht langfristig normalisieren, sich reichlich bewegen und die Blutzuckerwerte beziehungsweise die Insulinresistenz durch die Aufnahme von Zink, Zimt und Chrom verbessern.

»Lasst eure Nahrungsmittel eure Heilmittel und eure Heilmittel eure Nahrungsmittel sein!« Dieser Satz von Hippokrates, des berühmtesten Arztes der Antike und »Vaters der Diätetik«, gilt für Zimt in besonderem Maße. Denn Zimt, der uns als Gewürz vor allem in Kombination mit Zucker bekannt ist, zum Beispiel als leckere Zugabe zu einem Milchreis, wird als Heilmittel in ganz anderer Weise mit Zucker in Verbindung gebracht: mit der »Zuckerkrankheit«. In der modernen Ernährungstherapie des Diabetes mellitus wurde das beliebte Weihnachtsgewürz Zimt nicht nur aufgrund der Untersuchungen des US-amerikanischen Forschers Richard Anderson zu einem Hoffnungsschimmer für alle Diabetiker. Natürlich kann Zimt andere Medikamente nicht ersetzen, wohl aber wirkungsvoll unterstützen, wie viele Studien beweisen. Zimt, genauer gesagt eine Gruppe sekundärer Pflanzenstoffe daraus, die so genannten Zimt-Catechine und darunter vor allem die Substanz MHCP, ist in der Lage, eine ähnliche Wirkung wie das blutzuckersenkende Insulin zu entfalten.

Insulin ist im Körper für die Blutzuckerregulation verantwortlich – Zimt hilft bei der Blutzuckersenkung. Dadurch kann das Gewürz, wenn es in Mengen von mindestens einem Gramm eingenommen wird, den Blutzucker um bis zu 30 Prozent senken. Das Gute dabei: Zimt führt nicht zu Hypoglykämien (Unterzuckerungen)! Die von Anderson und seinem Team in Beltsville durchgeführte Studie zeigt, dass bei Typ-2-Diabetikern die Aufnahme von einem bis sechs Gramm Zimt täglich eine Verbesserung der Insulinwirkung mit einer deutlichen Blutzuckersenkung sowie eine Verminderung der LDL-Cholesterin- und Triglyceridkonzentration bewirkt. Dabei sind schon ein bis zwei Gramm täglich ausreichend, um den Blutzucker effektiv zu senken! In den letzten Jahren publizierten Wissenschaftler verschiedener Länder zahlreiche Studien zur blutzuckersenkenden Wirkung von Zimt. Damit bewahrheitet sich der Ausspruch der mittelalterlichen Heilkundlerin Hildegard von Bingen, dass Zimt starke Kräfte habe. Diabetiker und allen, die unter leicht erhöhten Blutzuckerwerten leiden, empfehle ich aufgrund der vielen aktuellen Untersuchungen, die ich ausgewertet habe, täglich mehr Zimt auf den Speiseplan zu setzen und auch auf eine optimale Mikronährstoffversorgung zu achten. Auch Typ-1-Diabetiker – wie ich – profitieren von Zimt, Zink und Chrom. Wenn Sie Fragen oder Anregungen zu den Rezepten und den ausgewerteten Studien haben oder mir über Ihre Erfolge berichten möchten, wenden Sie sich gerne an mich! Ich danke Folker Reuß für die kritische Durchsicht des Manuskripts.

Ich wünsche Ihnen gute Blutzuckerwerte und viel Gesundheit!

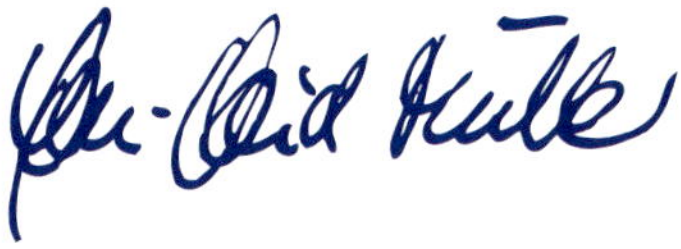

Ihr
Sven-David Müller, MSc.

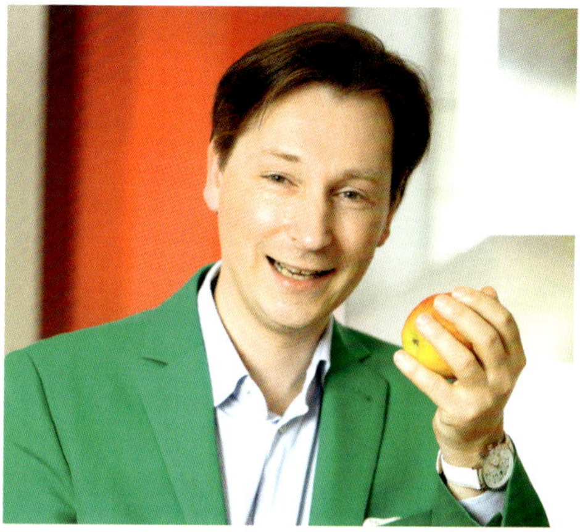

Diabetesberater DDG (Deutsche Diabetes-Gesellschaft)
Staatlich geprüfter Diätassistent
Master of Science (MSc.) in Applied Nutritional Medicine (Angewandte Ernährungsmedizin)

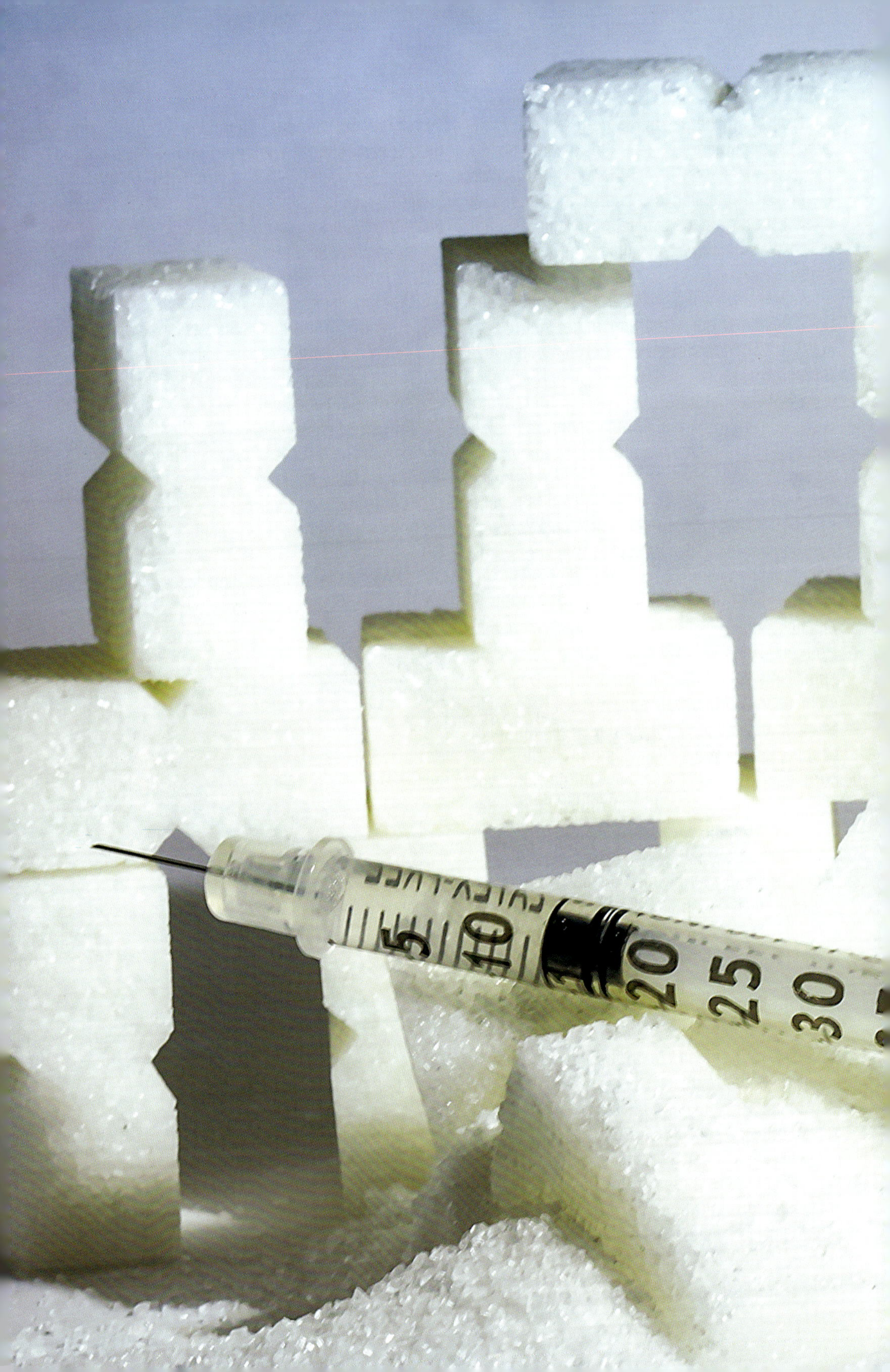
5
10
20
25
30

KAPITEL 1

VOLKSKRANKHEIT DIABETES MELLITUS

Der erhöhte Blutzuckerspiegel ist das Kardinalsymptom aller Diabetesformen. Neben Ernährungstherapie und Medikamenten gibt es noch viele Möglichkeiten, den Blutzucker natürlich zu senken. In diesem Buch finden Sie viele Anregungen, Tipps und natürlich auch leckere Rezepte, die Ihnen helfen, Ihren Blutzuckerspiegel zu optimieren. Sprechen Sie mit Ihrem Arzt oder Diätassistenten über die Umsetzung.

WAS VERSTEHEN WIR UNTER DIABETES MELLITUS?

Diabetes mellitus, im Volksmund auch »Zuckerkrankheit« genannt, ist eine chronische Erkrankung des Stoffwechsels. Sie entsteht dadurch, dass die Blutglukose (Blutzucker) nicht mehr oder nicht in ausreichender Menge in die Körperzellen aufgenommen werden kann. Je nach Ursachen wird der Diabetes in primäre und sekundäre Formen unterteilt: Diabetes mellitus Typ 1 und Diabetes mellitus Typ 2, die mehr als 95 Prozent der Fälle ausmachen, zählen zur primären Form, während die sekundäre Form durch Vergiftungen, Medikamente, genetische Störungen oder Erkrankungen, wie beispielsweise chronische Lebererkrankungen oder Erkrankungen der Bauchspeicheldrüse, ausgelöst wird. Auch der Schwangerschaftsdiabetes (Gestationsdiabetes) zählt zur sekundären Form. An Diabetes mellitus können Männer und Frauen in jedem Lebensalter erkranken, vom Baby bis zum Greis.

Wörtlich übersetzt bedeutet Diabetes mellitus »honigsüßer Durchfluss«. Tatsächlich ist der Urin von schlecht eingestellten Diabetikern süß, da der überschüssige Zucker mit dem Urin ausgeschieden wird.

WENN DER ZUCKERHAUSHALT GESTÖRT IST

Die Erkrankung greift in den Kohlenhydrat-, Eiweiß- und Fettstoffwechsel im menschlichen Körper ein, vor allem aber sind der Zuckerhaushalt (Kohlenhydratstoffwechsel) und die Blutzuckerregulation gestört. Der Einfachzucker Glukose (=Traubenzucker) ist ein wichtiger Energielieferant für die Zellen, vor allem Gehirn, Herz, Nervenzellen und Muskulatur sind auf eine ausreichende Zufuhr angewiesen. Die verdaulichen Kohlenhydrate, seien es langkettige aus Nudeln, Brot und Kartoffeln oder kurzkettige aus Früchten, werden durch spezielle körpereigene Enzyme insbesondere zu Glukose aufgespalten. Diese Glukosemoleküle werden ins Blut aufgenommen und zu den Zellen transportiert. Damit steigt nach dem Essen der Blutzuckerspiegel an. Entscheidend für die Höhe des Anstiegs ist die Anzahl der langkettigen und kurzkettigen Kohlenhydrate in der Nahrung. So lassen kurzkettige Zucker aus Weißmehl den Blutzuckerspiegel rascher ansteigen als beispielsweise langkettige aus Hülsenfrüchten. Auch nach dem Konsum von Milch und/oder Frischobst steigt der Zuckergehalt im Blut nur langsam an. Die Blutzuckerwerte eines Gesunden liegen nüchtern zwischen 50 und 100 mg/dl, nach kohlenhydratreichen Speisen können sie kurzfristig auf 100 bis 120 mg/dl ansteigen. Bei Diabetes mellitus liegt der Blutzuckerspiegel nüchtern häufig über 110 mg/dl und nach Mahlzeiten sogar bei über 200 mg/dl. Bei gesunden Menschen steigt der Blutzucker nie über 125 mg/dl an. Ab Blutzuckerwerten von 126 mg/dl liegt ein Diabetes mellitus vor.

DAS »ANTI-ZUCKERHORMON« INSULIN

Mithilfe von Insulin, einem von der Bauchspeicheldrüse produzierten Hormon, wird Glukose über ein »Schlüssel-Schloss-Prinzip« in die Zellen transportiert. Spezielle Bindungsstellen auf den Zellen (»Schloss«) verbinden sich mit dem Insulin (»Schlüssel«), die Zelle öffnet sich und Glukose kann in das Zellinnere gelangen. Die Insulinausschüttung der Bauchspeicheldrüse wird durch den Glukosegehalt des Blutes beeinflusst. Ist viel Glukose vorhanden, wird reichlich Insulin gebildet und ausgeschüttet. Zirkuliert wenig Glukose im Blut, ist der Blutzuckerspiegel niedrig, wird nur wenig Insulin produziert und ausgeschüttet. Eine bestimmte Menge an Traubenzucker im Blut ist für die Zellfunktion lebensnotwendig. Besonders Zellen, die viel Energie verbrauchen, wie Herzmuskel- und Gehirnzellen, sind auf eine konstante Glukosemenge im Blut angewiesen. Insulin sorgt sowohl für die Aufnahme der Glukose in die Zellen als auch im Zusammenspiel mit dem Hormon Glukagon für die Konstanthaltung des Blutzuckerspiegels.

BLUTZUCKERWERTE BEI GESUNDEN UND BEI DIABETIKERN

Normale Blutzuckerwerte bei Gesunden
Nüchtern-Blutzucker immer unter 110 mg/dl
Nach den Mahlzeiten unter 126 mg/dl

Optimale Blutzuckerwerte bei Diabetes mellitus
Nüchtern-Blutzucker bis 110 mg/dl
Nach den Mahlzeiten kurzfristig maximal 160-180 mg/dl

DIABETES MELLITUS – EINE CHRONISCHE STOFFWECHSELERKRANKUNG

Viele Menschen kennen Diabetes mellitus unter der Bezeichnung Zuckerkrankheit. Bei Diabetikern ist der Blutzuckerspiegel höher als bei gesunden Menschen. Ihre Bauchspeicheldrüse produziert entweder kein Insulin mehr (Insulinmangel) oder das Insulin kann an den Zellen des Körpers seine Wirkung nicht entfalten. In diesem Fall spricht man von Insulinresistenz. Der Blutzucker ist die wichtigste Energiequelle im menschlichen Körper. Man kann sich den Blutzucker als Benzin und Insulin als den Zündschlüssel vorstellen. Ohne Zündschlüssel kann der Motor nicht laufen. Blutzucker hat übrigens jeder Mensch – nur bei Diabetikern ist er zu hoch.

WIE DIE KRANKHEIT ENTSTEHT

Bei Diabetes mellitus kann der Glukosetransport in die Zellen an zwei Stellen gestört sein: Wenn nicht genügend Insulin produziert wird, um die Zellen über die Insulinrezeptoren mittels Schlüssel-Schloss-Prinzip »aufzuschließen«, oder wenn die Rezeptoren auf Insulin nicht mehr richtig reagieren (Insulinresistenz). Wird die Glukose nicht oder nur unvollständig verwertet, steigt der Blutzucker an. Es kommt zu deutlich spürbarem Harndrang, weil der Körper einen Teil des überschüssigen Blutzuckers mit dem Urin über die Nieren ausscheidet (»Nierenschwelle«). Da nur in Wasser gelöste Glukose ausgeschieden werden kann, wird dem Gewebe viel Flüssigkeit entzogen. Harndrang und häufiges Wasserlassen – auch nachts – sind spürbare Zeichen für hohen Blutzucker. Der Körper versucht dieses Flüssigkeitsdefizit auszugleichen und signalisiert starken Durst. Da Glukose ein schneller Energielieferant ist, werden die Zellen schlechter versorgt. Gehirn und Muskeln reagieren daher schnell mit Leistungsabfall oder Müdigkeit. Um den Energiemangel wieder auszugleichen, werden die körpereigenen Glykogen- und Fettvorräte angezapft. Die beim Fettabbau entstehenden Fett-Stoffwechselprodukte (Ketonkörper) verursachen eine Übersäuerung des Blutes (Ketoazidose). Eine solche Stoffwechselentgleisung muss sofort behandelt werden, da sie lebensgefährlich sein kann.

ES GIBT ZWEI DIABETESTYPEN

Diabetologen unterscheiden zwei unterschiedliche Diabetesformen: Diabetes mellitus Typ 1 und Diabetes mellitus Typ 2. Beim Typ 1 fällt die Insulinproduktion vollständig aus. Die Betroffenen sind meist jugendlich, schlank und vom ersten Krankheitstag an insulinpflichtig. Sie spritzen Insulin mit einer Spritze oder einem Pen. Andere bekommen das Insulin über eine spezielle Pumpe. Nur einige hunderttausend Menschen in Deutschland leiden an Typ-1-Diabetes mellitus. Demgegenüber leiden fast acht Millionen Menschen an Typ-2-Diabetes mellitus. In der Phase der leicht erhöhten Blutzuckerwerte liegt aber noch kein Diabetes mellitus vor, sondern eine pathologische Glukosetoleranz. Während der Typ-1-Diabetes mellitus in der Regel die Folge einer Virusinfektion ist, entwickelt sich der Typ-2-Diabetes insbesondere durch Fehlernährung, Übergewicht, Bewegungsmangel und erbliche Faktoren. Durch die ungesunde Lebensführung in Industriestaaten wie Deutschland hat sich der Typ-2-Diabetes mellitus zu einer regelrechten Epidemie entwickelt. Der Hauptrisikofaktor ist dabei das Übergewicht und die Adipositas (Fettsucht).

DER TYP-1-DIABETIKER

Der Diabetes mellitus Typ 1, eine virusbedingte Autoimmunkrankheit, tritt meist bei jüngeren Personen auf. Bei dieser Erkrankung kann das Abwehrsystem körpereigene Stoffe oder Zellen nicht mehr erkennen und beginnt mit der Zerstörung dieser als körperfremd interpretierten Zellen oder Stoffe. Vom Immunsystem aktivierte Zellen zerstören die Insulin produzierenden ß-Zellen der Bauchspeicheldrüse. Wurde der überwiegende Teil zerstört, ist ein Insulinmangel die Folge. Der Blutzucker steigt immer weiter an. Es wird vermutet, dass hier Krankheitserreger wie Röteln- oder Grippe-Viren eine Rolle spielen, hinzu kommt eine erbliche Komponente. Typ-1-Diabetiker müssen sich mehrmals täglich Insulin spritzen. Auch Typ-1-Diabetiker profitieren von Möglichkeiten der natürlichen Blutzuckersenkung, da sie die Insulinresistenz vermindern und die Blutzuckerwerte optimieren.

DER TYP-2-DIABETIKER

Vom Diabetes mellitus Typ 2 sind überwiegend ältere Menschen betroffen, daher wird diese Form auch als »Altersdiabetes« bezeichnet. Mit zunehmendem Übergewicht steigt das Risiko, einen Typ-2-Diabetes zu entwickeln, um das Fünf- bis Zehnfache. Bei Übergewicht und verminderter körperlicher Aktivität verliert Insulin mehr und mehr seine Wirkung. Die dadurch entstandene Insulinresistenz oder der relative Insulinmangel wirkt sich vor allem auf die Zellen von Muskeln, Leber und Fettgewebe aus. Der Organismus versucht, die fehlende Insulinwirkung durch die verstärkte Produktion von Insulin auszugleichen. Reicht diese Mehrproduktion nicht mehr aus, kommt es zum Anstieg des Blutzuckerspiegels. Gleichzeitig gibt es eine Störung der insulinproduzierenden ß-Zellen der Bauchspeicheldrüse. Durch den sitzenden Lebensstil und die allgemeine Überernährung leiden sogar Kinder und Jugendliche unter »Altersdiabetes«. Alle Typ-2-Diabetiker profitieren in besonderem Ausmaß von Maßnahmen zur natürlichen Blutzuckersenkung. Mögliche Folgeerkrankungen von Typ-1- und Typ-2-Diabetes mellitus:

» Sehstörungen bis zur Erblindung (diabetische Retinopathie)
» Nierenschäden bis zur Dialysepflicht (diabetische Nephropathie)
» Diabetisches Fußsyndrom (diabetisches Gangrän) bis zur Amputation
» Nervenschäden (diabetische Neuropathie)
» Hypertonie (Bluthochdruck)
» Erhöhtes Risiko für einen tödlichen Herzinfarkt (Myocardinfarkt)
» Erhöhtes Risiko für einen Schlaganfall (Insult)

SO ÄUßERT SICH DIABETES MELLITUS

Ein Diabetes mellitus kann sich durch verschiedene Symptome bemerkbar machen. Grundsätzlich sollte zwischen Symptomen, die durch den erhöhten Blutzucker auftreten, und Symptomen, die durch Folgeschäden an den entsprechenden Organen oder Geweben verursacht werden, unterschieden werden. Beim Diabetes mellitus Typ 1 sind die Symptome gravierend. Der Betroffene leidet unter

» kaum stillbarem Durst,
» häufigem Wasserlassen (auch nachts),
» extremer Gewichtsabnahme ohne Grund,
» Müdigkeit,
» Immunschwäche,
» schlecht heilenden Wunden,
» Juckreiz,
» Impotenz und
» Abgeschlagenheit

und muss unbedingt sofort ärztlich behandelt werden. Ein Typ-2-Diabetiker hat oft lange Zeit

(Jahre oder Jahrzehnte) keine Symptome, daher weiß der Betroffene mitunter viele Jahre nichts von seiner Erkrankung. Ein Typ-2-Diabetes melitus wird häufig zufällig während Routineuntersuchungen entdeckt. Da er oft zusammen mit anderen Erkrankungen auftritt, sollten Patienten mit Bluthochdruck, Fettstoffwechselstörungen oder Übergewicht regelmäßig auf das Vorliegen eines Diabetes mellitus untersucht werden.

Die Kombination von Übergewicht, Bluthochdruck und Fettstoffwechselstörungen wird als Wohlstandssyndrom oder metabolisches Syndrom bezeichnet.

Da Diabetes mellitus Typ 2 auch vererbt werden kann, sollten Sie sich, falls Angehörige von Ihnen an dieser Krankheit leiden, regelmäßig untersuchen lassen. Dafür können Sie beim Hausarzt oder in der Apotheke regelmäßig alle halbe Jahre Ihren Blutzuckerspiegel überprüfen lassen. Auch während der Schwangerschaft kann ein Diabetes mellitus auftreten. Bis zu 13 Prozent aller Schwangeren entwickeln einen »Gestationsdiabetes«. Auch Gestationsdiabetikerinnen und Menschen mit einer pathologischen Glukosetoleranz – also der Vorstufe zum Diabetes mellitus – sollten auf natürliche Blutzuckersenker, wie sie in diesem Buch beschrieben werden, setzen.

ÜBERERNÄHRUNG FÜHRT ZUR ÜBERZUCKERUNG

Überernährung führt dazu, dass die Bauchspeicheldrüse gezwungen wird, ständig große Mengen Insulin zu produzieren, um den Blutzuckerspiegel im optimalen Bereich zu halten. Da Insulin ein Hungergefühl auslöst, kommt es zu einem Teufelskreis aus Essen, Insulin-Ausschüttung und erneutem Essen. Ein weiterer Teufelskreis: Insulin fördert den Aufbau von Fettgewebe und hemmt den Abbau, ist also ein »dickmachendes« Hormon.

RESISTENZ – DAS INSULIN WIRKT NICHT MEHR

Ein dauerhaft zu hoher Insulinspiegel führt zu einer Insulinresistenz. Das Insulin kann also seine

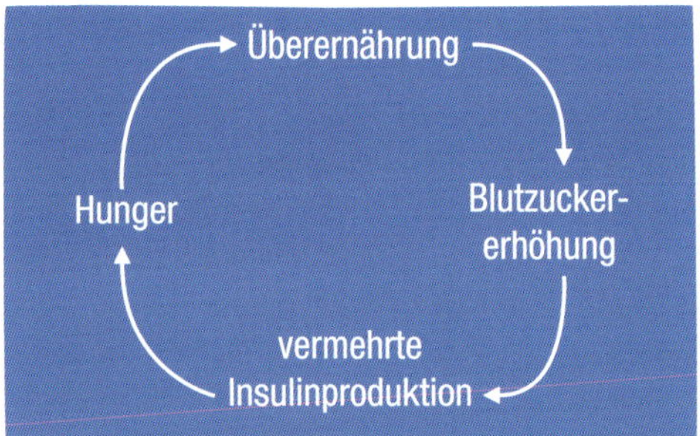

Insulin macht Hunger

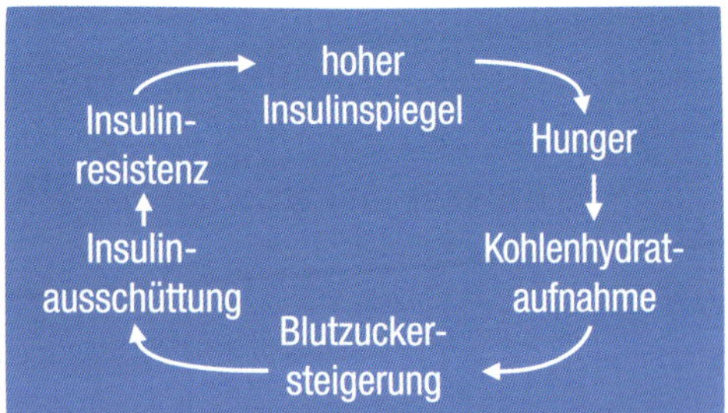

Wie eine Insulinresistenz entsteht und immer weiter verstärkt wird

blutzuckersenkende Wirkung immer schlechter entfalten. Der Blutzuckerspiegel bleibt trotz des erhöhten Insulinspiegels oberhalb der Norm. Das führt zu einer noch weiter gesteigerten Insulinproduktion. Das Zuviel an Insulin bezeichnet der Diabetologe als Hyperinsulinismus. Es entsteht eine verheerende Wechselwirkung aus Insulinresistenz und Hyperinsulinismus, der schließlich über eine krankhafte Glukosetoleranz zum Diabetes mellitus Typ 2 führt. Es darf nie vergessen werden, dass auch Typ-1-Diabetiker in der Regel unter einer Insulinresistenz leiden, oft ist diese aber nicht so ausgeprägt wie bei übergewichtigen oder fettsüchtigen Typ-2-Diabetikern. Die Insulinresistenz lässt sich nicht nur mit Medikamenten, sondern auch mit natürlichen Methoden bekämpfen. Dazu gehören insbesondere Gewichtsreduktion, optimale Ernährungsweise, sportliche Aktivität, Entspannungstechniken und natürlich Zink, Zimt und Chrom.

DIABETES IST IMMER EINE ERNSTHAFTE ERKRANKUNG

Diabetes mellitus Typ 2 ist eine extrem häufige Erkrankung, die oftmals als »Alterszucker« verharmlost wird. Man sollte nicht vergessen, dass erhöhte Blutzuckerwerte alle Körperzellen massiv schädigen können. Die Zellen verzuckern sozusagen. Diabetes mellitus kann zu schweren Folgekomplikationen führen, insbesondere zu Schäden an den großen und kleinen Blutgefäßen sowie den Nerven.

BEDROHLICHE FOLGEERKRANKUNGEN

Diabetes mellitus ist die häufigste Ursache für einen tödlichen Herzinfarkt, Fußamputationen, Erblindungen und die Dialyse-Pflichtigkeit. Bei Diabetikern sind Störungen des Fettstoffwechsels mit erhöhten Cholesterin- und Triglyceridwerten sowie Bluthochdruck besonders häufig. Das führt zu weiteren Problemen und fördert die Entstehung von Folgekomplikationen. Neben einer regelmäßigen Selbstkontrolle von Blutzucker und Blutdruck, regelmäßiger Einnahme der verordneten Medikamente sowie einer Ernährungs- und Bewegungstherapie ist eine intensive Schulung für Diabetiker wichtig.

WENN DER ZUCKERHAUSHALT GESTÖRT IST

Die chronische Stoffwechselstörung Diabetes mellitus greift aber nicht nur in die Blutzuckerregulation und den Kohlenhydratstoffwechsel ein, denn Insulin hat im menschlichen Körper noch viele weitere Aufgaben. Ohne Insulin ist kein Leben möglich. Bei Diabetikern ist auch der Eiweiß- und Fettstoffwechsel gestört. Die Blutzuckerregulation ist für den menschlichen Organismus extrem wichtig. Nur bei einer

SYMPTOME FÜR DEN ENTGLEISENDEN ZUCKERSTOFFWECHSEL

- Müdigkeit
- Erschöpfung
- Wundheilungsstörungen
- Konzentrationsstörungen
- Pollakisurie (gehäuftes, besonders nächtliches Wasserlassen)
- Hautprobleme
- Verdauungsprobleme (Durchfall, Verstopfung)
- Herzstolpern
- Gestörte Sensibilität, Kribbeln
- Impotenz

KOHLENHYDRATE AUF EINEN BLICK

Einfachzucker	Glukose (Traubenzucker), Galaktose (Schleimzucker) und Fruktose (Fruchtzucker)
Zweifachzucker	Saccharose (Glukose und Fruktose), Laktose (Glukose und Galaktose) und Maltose (Glukose und Glukose)
Vielfachzucker	Stärke u. a. (Aneinanderkettung von Glukose)

ZINK UND CHROM FÜR DIE INSULINBILDUNG

Für die Bildung von Insulin in der Bauchspeicheldrüse benötigt der Organismus das Spurenelement Zink. Zink ist auch notwendig, damit Insulin in den insulinproduzierenden Zellen gespeichert werden kann. Zink wird besonders gut aufgenommen, wenn es in organischen Verbindungen wie Zinkorotat oder bestenfalls Zinkhistidin (beispielsweise Zinkamin Falk oder Curazink) vorliegt, da Orotat und Histidin die biologische Verfügbarkeit von Zink erhöhen. Das Spurenelement Chrom ist ein wichtiger Regulator des Blutzuckerspiegels. Chrom ist Bestandteil des Glukosetoleranzfaktors. Ohne ausreichend Chrom im Blut und in der Zelle kann Insulin nicht richtig wirken. Informieren Sie sich in der Apotheke über Chrom-Präparate. Ich habe in meiner Praxis gute Erfahrungen mit dem Präparat Bio-Chrom von Pharmanord gemacht, das Sie rezeptfrei in Apotheken erwerben können.

optimalen Versorgung der Körperzellen mit Blutzucker können Stoffwechselprozesse gut ablaufen. Traubenzucker (Glukose) bildet den Blutzucker. Dieser Traubenzucker stammt aus den Lebensmitteln, die wir mit der Nahrung aufnehmen.

GLUKOSE IST EIN WICHTIGER ENERGIESPENDER

Der Einfachzucker Glukose ist ein wichtiger Energielieferant für die Zellen, vor allem Gehirn und Muskulatur sind auf eine ausreichende Zufuhr angewiesen. Nach der Aufnahme von kohlenhydrathaltigen Nahrungsmitteln beginnt die Verdauung, die mit der Aufnahme der Einfachzucker in die Blutbahn endet. Der Verdauungstrakt hat die Aufgabe, die verschiedenen Kohlenhydrate so aufzuspalten, dass nur noch Einfachzucker vorliegen. Unverdauliche Kohlenhydrate werden als Ballaststoffe bezeichnet.

AUS KOHLENHYDRATEN WIRD EINFACHZUCKER

Verdauliche Kohlenhydrate, seien es langkettige aus Vollkornnudeln, Pellkartoffeln, grobem Vollkornbrot oder Hülsenfrüchten, oder eher kurzkettige aus Früchten, Weißmehlprodukten, Zucker oder Süßigkeiten, werden im Magen-Darm-Trakt – genauer im Dünndarm – durch spezielle körpereigene Enzyme zu Glukose und den anderen Einfachzuckern (siehe Tabelle Seite 11) aufgespalten. Eine Blutzuckersteigerung folgt nur durch die Aufnahme von glukosehaltigen Kohlenhydratträgern. Der Haushaltszucker (Saccharose) beispielsweise besteht aus den Einfachzuckern Glukose und Fruktose und steigert daher den Blutzuckerspiegel. Die Blutzuckersteigerung nach der Aufnahme von Haushaltszucker ist übrigens langsamer als bisher vermutet. Daher dürfen Diabetiker heute auch in Maßen Zucker aufnehmen.

WAS DEN BLUTZUCKER HOCHTREIBT

Glukosemoleküle werden ins Blut aufgenommen und zu den Zellen transportiert. Damit steigt nach dem Essen der Blutzuckerspiegel an. Entscheidend für die Höhe des Anstiegs ist die Menge der langkettigen und kurzkettigen Kohlenhydrate in der Nahrung. So lassen kurzkettige Zucker aus Weißmehl den Blutzuckerspiegel schneller ansteigen als beispielsweise langkettige aus Vollkornprodukten. Noch langsamer steigt der Zuckergehalt im Blut nach dem Konsum von Milch und/oder Obst. Die Reihenfolge der Nahrungsmittel nach der Geschwindigkeit, mit der sie den Blutzucker steigern:

1. Glukose (Traubenzucker)
2. Weißmehlprodukte
3. Haushaltszucker (Saccharose)
4. Vollkornprodukte
5. Obst
6. Milch
7. Nüsse
8. Hülsenfrüchte
9. Fruchtzucker (Fruktose)

Die Blutzuckerwerte eines nüchternen Gesunden liegen zwischen 60 und 109 mg/dl, nach kohlenhydratreichen Speisen können sie kurzfristig auf 125 mg/dl ansteigen. Bei Diabetes mellitus sollte der Blutzuckerspiegel nüchtern nicht über 110 mg/dl und nach Mahlzeiten nicht über 160 bis 180 mg/dl liegen.

DIABETIKERSCHULUNG IST DAS A UND O

Diabetes mellitus ist eine chronische Stoffwechselerkrankung, die den betroffenen Patienten viel Einsatz abverlangt. Diabetiker müssen ihren Blutzuckerspiegel selbstständig messen und in ein Tagebuch eintragen, damit der Arzt die gemessenen Werte nachvollziehen und gegebenenfalls mit dem Patienten Änderungen in der Therapie besprechen kann. Außerdem muss der Diabetiker viel über seine Erkrankung wissen, um immer, vor allem auch in Notfallsituationen richtig handeln zu können. Daher sollten Diabetiker grundsätzlich geschult werden. Strukturierte Diabetikerschulungen werden in so genannten Diabetes-Schwerpunktpraxen von Diabetologen angeboten.

Auch viele Kliniken bilden Diabetiker in Wochenkursen fort. Der Deutsche Diabetikerbund (DDB – siehe Literatur/Adressen auf Seite 95ff.) verfügt über Listen der zertifizierten Diabetesschulungseinrichtungen in Deutschland.

WAS DIABETIKER BEACHTEN MÜSSEN

Benötigte Messinstrumente:
- geeichtes Blutdruckmessgerät
- Blutzuckermessgerät

Regelmäßig erforderliche ärztliche Kontrollen:
- Kontrolle des Sehvermögens bei weitgetropfter Pupille
- Fußinspektion
- Eiweißausscheidungen im Urin (Kontrolle nach der Stix-Methode – Mikroalbuminurie)

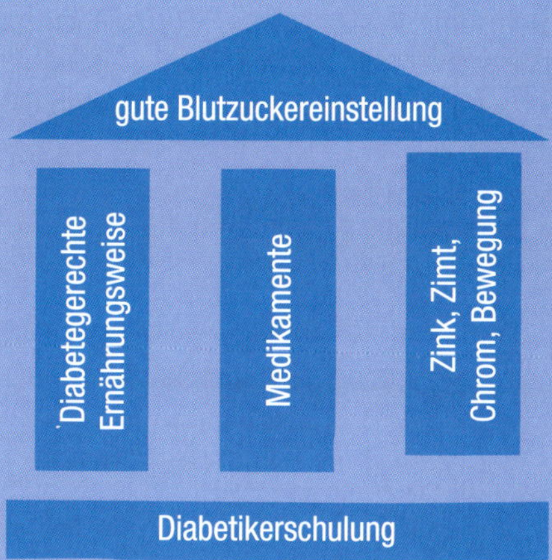

»Grundsäulen der Diabetestherapie«

WAS KÖNNEN SIE AKTIV TUN?

Durch Ernährungstherapie, Entspannungstechniken und Bewegung können Sie ein Fortschreiten der Diabeteserkrankung bei Diabetes mellitus Typ 2 mindern oder gar stoppen. Eine besonders effektive ernährungstherapeutische Möglichkeit ist die Aufnahme von Zimt, denn in Zimt sind sekundäre Pflanzenstoffe enthalten, die nachweislich den Blutzuckerspiegel effektiv senken. Erst im fortgeschrittenen Stadium müssen Sie mit der Einnahme von Medikamenten, später dann mit einer Insulin-Behandlung rechnen. Auch beim Typ-1-Diabetiker ist, zusätzlich zu den regelmäßigen Insulinspritzen, der tägliche Konsum von Zimt sinnvoll. Zwar ist der Effekt im Vergleich zum Typ-2-Diabetiker geringer, dennoch ist auch bei dieser Diabetesform eine Wirkung zu erwarten. Ab Seite 43 werde ich Ihnen die Wirkungsweise dieses außergewöhnlichen Gewürzes und Heilmittels darstellen.

TYP-2-DIABETES MELLITUS IST OFT HEILBAR!

Mindestens 90 Prozent der Diabetes-Patienten gehören zum Typ 2, der sich vor dem Hintergrund einer ungesunden Lebensweise und/oder entsprechender erblicher Vorbelastung erst im Laufe des Lebens entwickelt. Übergewicht ist ein wichtiger Risikofaktor für den Diabetes mellitus Typ 2. Durch die Reduzierung des Gewichts normalisieren sich bei Typ-2-Diabetikern häufig die Blutzuckerwerte. Ihr Diabetes ist durch eine Gewichtsreduktion, ausgewogene Ernährung und gesunde Lebensweise heilbar. Daher ist die erste und wichtigste Therapiemaßnahme bei diesen Patienten eine dauerhafte Gewichtsreduktion durch reichlich blutzucker- und körpergewichtssenkende Bewegung sowie eine kohlenhydrat- und ballaststoffreiche, aber nicht zu fettreiche Ernährungsweise.

ABSPECKEN SENKT DIE ZUCKERWERTE UND KANN DIABETES MELLITUS-TYP-2 HEILEN

Typ-2-Diabetiker leiden in der Regel bei der Diagnosestellung nicht unter einem Insulinmangel, sondern unter einer Insulinresistenz, die durch Bewegungsarmut, Stress, Entzündungen, Übergewicht und erbliche Faktoren hervorgerufen wird. Es ist nicht sinnvoll, vor der Gewichtsreduktion Medikamente, die Sulfonylharnstoffe enthalten, einzunehmen. Diese kurbeln die Insulinproduktion noch weiter an und fördern die Insulinresistenz. In der Regel verbessern sich durch eine Gewichtsreduktion um fünf bis zehn

Kilogramm innerhalb von zwei bis sechs Monaten die Blutzuckerwerte entscheidend. Insgesamt sollte die Gewichtsreduktion 10 Prozent des Ausgangsgewichts ausmachen (z.B. von 86 Kilogramm auf 77,4 Kilogramm innerhalb eines Jahres). Das kann jeder schaffen!

WICHTIGE REGELN FÜR TYP-2-DIABETIKER

» Übergewicht langsam aber dauerhaft durch Kalorienreduktion (1200–1600 kcal täglich) abbauen
» reichlich körperliche Bewegung
» kohlenhydrat- und ballaststoffreich aber zuckerarm essen
» pflanzliche Fette bevorzugen (z.B. Rapsöl als Brat-und Salatöl sowie Halbfettmargarine oder bei erhöhten Blutfetten eine phytosterinhaltige Diätmargarine (z.B. Becel pro aktiv als Aufstrichfett)
» Zucker durch Süßstoff ersetzen
» Kost nach Kalorien und nicht nach Broteinheiten (BE) berechnen
» wenig Alkohol zu den Mahlzeiten oder besser keinen Alkohol trinken
» ausreichend Vitamine und Mineralstoffe (Vitamin C, Zink, Chrom sowie die sekundären Pflanzenstoffe aus Zimt)

ERNÄHRUNG IST DIE BESTE DIABETESTHERAPIE

Die Aussage des renommiertesten Diabetesexperten Deutschlands, Professor Dr. med. Helmut Mehnert aus München, wonach Ernährung die beste Diabetestherapie sei, ist richtig. Bei vielen Diabetikern ist die Ernährungsumstellung sogar die wichtigste Therapiemaßnahme überhaupt. In jedem Fall kann kein Diabetiker – auch insulinpflichtige Patienten – ganz auf eine Anpassung der Ernährungsweise verzichten.

DIABETESGERECHT GENIESSEN

Die Ernährungsweise ist einerseits mitverantwortlich für die Auslösung des Typ-2-Diabetes, andererseits wichtig im Rahmen einer effektiven Therapie. Auch beim Typ-1-Diabetes ist die Ernährungstherapie von besonderer Wichtigkeit, denn die Insulindosierung muss exakt auf die zugeführten Kohlenhydrate abgestimmt werden. Außerdem spielt die Ernährung natürlich eine große Rolle für die Gesunderhaltung. Während früher von einer Diabetesdiät gesprochen wurde, hat die moderne Ernährungsmedizin herausgefunden, dass Diabetiker vielmehr einer gesunden, diabetesgerechten Ernährung bedürfen. Eine Diät, die auf Darben und Salzarmut setzt, ist bei Diabetikern nicht erforderlich und verbessert die Therapie nicht. Die Lebensmittel enthalten kalorienliefernde und kalorienfreie Stoffe. Die so genannten Nährstoffe enthalten Kalorien, Wirkstoffe sind dagegen kalorienfrei.

» Nährstoffe: Kohlenhydrate, Eiweiße und Fette
» Wirkstoffe: Vitamine (fett- und wasserlöslich) und Mineralstoffe (Mengen- und Spurenelemente)

WICHTIGE REGELN FÜR TYP-1-DIABETIKER

» kohlenhydrat- und ballaststoffreich, aber eiweißreduziert essen – nach BE berechnet
» ungesättigte Fettsäuren bevorzugen
» reichlich Bewegung und Sport
» Übergewicht und reichlichen Konsum gesättigter Fettsäuren oder Eiweiße vermeiden
» Zucker im Rahmen von ballaststoffreichen Mahlzeiten unter BE-Berechnung in Maßen erlaubt
» wenig Alkohol zu den Mahlzeiten oder noch besser Alkoholkarenz
» ausreichend Vitamine und Mineralstoffe (täglich 100 bis 500 mg Vitamin C, Zink, Chrom sowie aus Zimt die sekundären Pflanzenstoffe)

Alkohol enthält ebenfalls Kalorien, ist aber kein Nährstoff. Diabetiker sollten Alkohol weitgehend meiden. Ballaststoffe sind, ähnlich wie

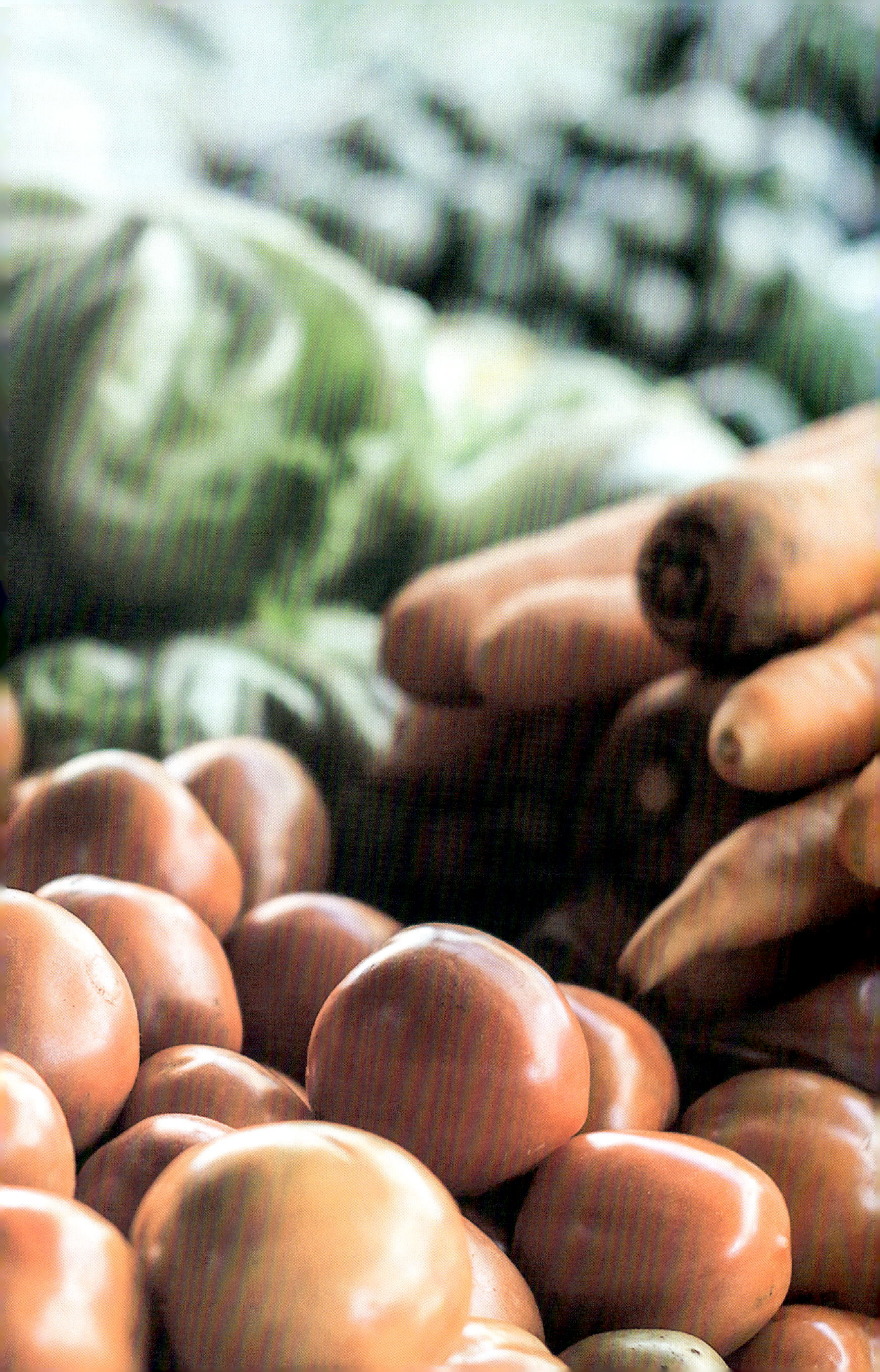

Wasser, kalorienfrei. Für Diabetiker sind die Spurenelemente Zink und Chrom von besonderer Bedeutung, da sie die Blutzuckerregulation verbessern und auch Folgekomplikationen vorbeugen können.

KOHLENHYDRATE – DIE ENERGIELIEFERANTEN

Kohlenhydrate sind ein wichtiger Bestandteil der Ernährung, da sie dem Menschen rasch die notwendige Energie liefern. Auch Traubenzucker ist ein Kohlenhydrat, das den Blutzucker bildet. Das kohlenhydratreichste Lebensmittel ist reiner Zucker (beispielsweise Trauben- und Haushaltszucker), der aus dem Darm rasch ins Blut gelangt. Für Diabetiker ist es wichtig, dass der Blutzuckerspiegel nach der Aufnahme von Nahrungsmitteln möglichst nur leicht und langsam ansteigt, sodass es nicht zu Blutzuckerspitzen kommt. Grundsätzlich sollten sich Diabetiker kohlenhydratreich ernähren. Kohlenhydrate benötigen aber im Stoffwechsel Insulin. Außerdem sollten die Spurenelemente Zink und Chrom, die wichtige Bestandteile der Blutzuckerregulation darstellen, täglich ausreichend aufgenommen werden.

BALLASTSTOFFE SENKEN DEN BLUTZUCKER

Ballaststoffe gehören ebenfalls zur Gruppe der Kohlenhydrate. Sie sind jedoch für den menschlichen Magen-Darm-Trakt kaum verwertbar. Ballaststoffe sättigen vorzüglich, senken den Cholesterinspiegel deutlich und lassen den Blutzuckerspiegel nach der Aufnahme anderer Kohlenhydrate nur langsam ansteigen. Zusätzlich regulieren sie die Verdauung, beugen Darmkrebs vor, sorgen für eine gute Abwehrkraft und senken den Cholesterinspiegel. Daher sollten sich Diabetiker ballaststoffreich ernähren und gegebenenfalls entsprechende Ergänzungsmittel (z.B. Mucafalk) einnehmen.

REICHLICH FLÜSSIGKEIT ZUFÜHREN

Ballaststoffreiche Lebensmittel sind Hülsenfrüchte, Vollkornprodukte, Gemüse und Obst. Diabetiker sollten Vollkornbrot prinzipiell Weißbrot vorziehen und Pellkartoffeln anstatt Salzkartoffeln essen. Ideal ist eine tägliche Ballaststoffzufuhr von mindestens 30 g. Ballaststoffe brauchen reichlich Flüssigkeit zum Quellen – also unbedingt genügend trinken! Das trifft umso mehr zu, wenn Ballaststoffkonzentrate wie Guar, Pektin oder Kleie eingenommen werden.

Es ist durchaus sinnvoll, wenn vor jeder Mahlzeit ein Ballaststoffkonzentrat eingenommen wird, um die Sättigung zu fördern und die Blutzuckersteigerung zu verlangsamen. Dafür bieten sich Kleie, Pektin, Guar oder Plantago-ovata-Samenschalen (z.B. Mucofalk) an. Eine ballaststoffreiche Kost kann zu einer verminderten Zinkversorgung führen. Daher müssen Diabetiker aufpassen, dass sie nicht in einen Zinkmangel geraten.

ÜBER BROT- UND KOHLENHYDRATEINHEITEN

Nur insulinpflichtige Diabetiker müssen die Kohlenhydrate nach BE (Brot- oder Berechnungseinheiten) oder KHE berechnen. Alle anderen Diabetiker profitieren nicht von einer BE-Berechnung, sondern von einer Kalorienberechnung. Eine BE oder KHE entspricht nach der Diätverordnung 10 bis 12 g verwertbarer Kohlenhydrate. Der BE-Gehalt von Lebensmitteln lässt sich leicht anhand von BE-Tabellen (z.B. Diabetes-Ampel, Trias Verlag) ablesen. Die Berechnung der Kohlenhydrate ist nur für insulinpflichtige Diabetiker wichtig, da die Insulindosierung an die BE-Menge angepasst werden muss.

FETT IST NICHT GLEICH FETT

Fett ist mit 9 kcal/g der energiereichste Nährstoff. Viel Fett bei unzureichender Bewegung führt leicht zu Übergewicht. Zwar haben alle Fette den gleichen kalorischen Wert, aber bestimmte Fettsäuren sind für den Organismus eine Belastung und andere eine Wohltat. Während gesättigte Fettsäuren, die vorwiegend in tierischen Produkten vorkommen, eine Arteriosklerose-Gefahr darstellen, senken ungesättigte Fettsäuren den Cholesterinspiegel und sind daher gefäßgesund. Die Arterien von Diabetikern sind besonders gefährdet und daher sollte die diabetesgerechte Kost weitgehend auf gesättigte Fettsäuren verzichten. Zudem sollten Sie auch

GUTE UND SCHLECHTE FETTSÄUREN

Gesättigte Fettsäuren (schlecht)	Butter, Sahne, fettes Fleisch, fette Wurstwaren, fetter Käse
Einfach ungesättigte Fettsäuren (mittel)	Olivenöl oder Rapsöl
Mehrfach ungesättigte Fettsäuren (gut)	Nussöle, Diätmargarine, Fischfette

die Aufnahme von Transfettsäuren verringern. Das ist einfach möglich. Verzichten Sie dafür auf Butter, Frittiertes, Blätterteig und billiges Gebäck. Die vorwiegend im Fett von Kaltwasserfischen vorkommenden Omega-3-Fettsäuren hingegen sind für Diabetiker besonders wichtig. Sie senken den Blutdruck und verringern das Risiko einer Insulinresistenz, die durch gesättigte Fettsäuren gefördert wird. Um das Körpergewicht zu reduzieren, sollten Diabetiker aber nicht zu viel Fett aufnehmen und auf eine optimale Zusammensetzung der Speisefette achten. Ideal sind Rapsöl, Leinöl und Nussöle. Als Aufstrichfett sind Diätmargarine und Diäthalbfettmargarine mit Phytosterinen besonders hochwertig. Fett hat einen hohen Sättigungswert und ist notwendig, um die fettlöslichen Vitamine A, D, E und K aufzunehmen. Im Gegensatz zu Butter ist Margarine arm oder frei von gefährlichen Transfettsäuren. Eine aktuelle Untersuchung des LUFA-ITL-Labors der AGROLAB GROUP in Kiel zeigt, dass Butter bis zu elfmal mehr Transfettsäuren enthält als Margarine. Der höchste Gehalt steckt mit 3,1 g pro 100 g in MEGGLE Alpenbutter, der niedrigste mit 0,28 g pro 100 g in ALNATURA Margarine. Die zehn getesteten Margarine-Sorten enthielten

TRANSFETTSÄUREGEHALT (PRO 100 G)

Meggle Butter	3,1g Transfettsäuren
Butaris Butterschmalz	2,99g Transfettsäuren
Kerrygold Butter	2,82g Transfettsäuren
Weihenstephan Butter	2,73g Transfettsäuren
Landliebe Butter	2,72g Transfettsäuren
Hansano Butter	2,55g Transfettsäuren
Deutsche Markenbutter	2,45g Transfettsäuren
Kerrygold Melange	1,74g Transfettsäuren
Kaergarden Melange	1,98g Transfettsäuren
Deli Reform Margarine	0,81g Transfettsäuren
Delikata Frühstücks-Margarine (Aldi Nord)	0,8g Transfettsäuren
Deli für meine Familie	0,64g Transfettsäuren
Gut & Günstig Pflanzenmargarine (Edeka)	0,59g Transfettsäuren
Rama 70 %	0,56g Transfettsäuren
Vita Dor (Lidl)	0,56g Transfettsäuren
Alsan-S	0,4g Transfettsäuren (reich an gesättigten Fettsäuren)
Lätta Original	0,35g Transfettsäuren
Becel Classic	0,32g Transfettsäuren
Alnatura Margarine	0,28g Transfettsäuren

zwischen 0,28 g und 0,81 g Transfettsäuren pro 100 g. Die neun Butter-Produkte kamen auf 1,74 bis 3,1 g Transfettsäuren. Im Mittel lag der Gehalt bei ihnen bei 2,7 g pro 100 g und bei den Margarine-Produkten bei 0,5 g pro 100 g. Damit verbergen sich in Butter durchschnittlich fünfmal so viele Transfettsäuren wie in Margarine. Insgesamt sind alle Margarine-Sorten eher arm an Transfettsäuren und Butter/Buttersorten sind reich an Transfettsäuren. Damit ist Margarine gesünder als Butter.

EIWEIß IST WICHTIG – ZU VIEL EIWEIß IST SCHLECHT

Eiweiß ist ein lebenswichtiger Bestandteil der menschlichen Ernährung. Eiweiß bezeichnen Ernährungsmediziner auch als Protein. Eiweißreiche Lebensmittel sind z.B. Fleisch, Fisch, Geflügel, Eier, Sojaprodukte und Quark. Diabetiker müssen ausreichend Eiweiß aufnehmen. Im Rahmen einer Reduktionskost dürfen Diabetiker nicht eiweißarm essen, da der Körper sonst gezwungen ist, Muskeln abzubauen. Das führt dann zum sogenannten Jo-Jo-Effekt. Außerdem hat Eiweiß einen hervorragenden Sättigungswert. Diabetiker, die ihr Gewicht reduzieren müssen, sollten aber grundsätzlich darauf achten, magere Eiweißträger zu essen. Es sollten fettarmer Käse (bis 40 Prozent Fett in der Trockenmasse), fettarme Milchprodukte (möglichst 0,1 Prozent Fett) sowie mageres Fleisch und magere Wurst auf dem Speiseplan stehen. Eiweiß hat keinen direkten Einfluss auf den Blutzuckerspiegel und im Stoffwechsel wird für die Verarbeitung von Eiweiß kaum Insulin benötigt. Insulinpflichtige Diabetiker müssen Eiweißprodukte nicht nach BE berechnen, da diese kaum blutzuckerrelevante Kohlenhydrate enthalten. Eine eiweißreiche Kost ist bei Diabetes mellitus nicht notwendig.

RICHTIG TRINKEN IST WICHTIG FÜR DIABETIKER

Trinken ist für Diabetiker genauso wichtig wie für alle anderen Menschen. Die tägliche Trinkmenge sollte bei mindestens zwei Litern liegen. Ideale Getränke für Diabetiker sind solche, die kalorienfrei sind. Dazu gehören Mineralwasser, Tee und Kaffee. Die Weltgesundheitsorganisation WHO empfiehlt, täglich nicht mehr als vier Tassen Kaffee aufzunehmen. Säfte – außer Gemüsesäfte – sind für Diabetiker keine idealen Getränke, da sie reichlich natürlichen Zucker enthalten, der viele Kalorien enthält und blutzuckerrelevant ist. Milch ist ein Lebensmittel und kein Getränk. Selbstverständlich können Diabetiker auch süßstoffgesüßte Light-Getränke wie Cola Light oder süßstoffgesüßte Limonade in Maßen trinken.

VITAMINE UND MINERALSTOFFE

Vitamine sind für den Menschen lebenswichtig, da der Organismus sie mit Ausnahme des Vitamins D3 nicht selbst herstellen kann. Vor diesem Hintergrund müssen Vitamine auch möglichst täglich in ausreichender Menge zugeführt werden. Hinsichtlich ihrer Aufnahme unterscheiden Ernährungsmediziner fett- und wasserlösliche Vitamine.

- fettlösliche Vitamine: Retinole (A, ß-Carotin); Calciferole (D); Tocopherole (E); Phyllochinone (K)
- wasserlösliche Vitamine: Thiamin B1; Riboflavin B2; Biotin (umgangssprachlich H); Pantothensäure; Pyridoxin B6; Niacin; Folsäure; Cobalamin B12; Ascorbinsäure (C)

DIABETIKER BRAUCHEN MEHR VITAMINE

Die Zufuhr an den Vitaminen E, D und einigen B-Vitaminen ist nach verschiedenen Studien in Deutschland zu gering. Grundsätzlich benötigen Diabetiker mehr Vitamine als gesunde Menschen, da sie unter erhöhtem Stoffwechsel-Stress und Entzündungen leiden und über den Urin verstärkt wasserlösliche Vitamine verlieren. Die B-Vitamine können in bestimmten Phasen zur Vorbeugung und Behandlung von diabetesbedingten Nervenschäden eingesetzt werden. Studien haben bewiesen, dass Diabetiker von der Einnahme von Vitamin C profitieren. Vitamin C ist ein Antioxidans. Es hemmt die zu den gefürchteten Folgekomplikationen führende Verzuckerung. Es senkt auch den Langzeitzuckerwert HBA_1!

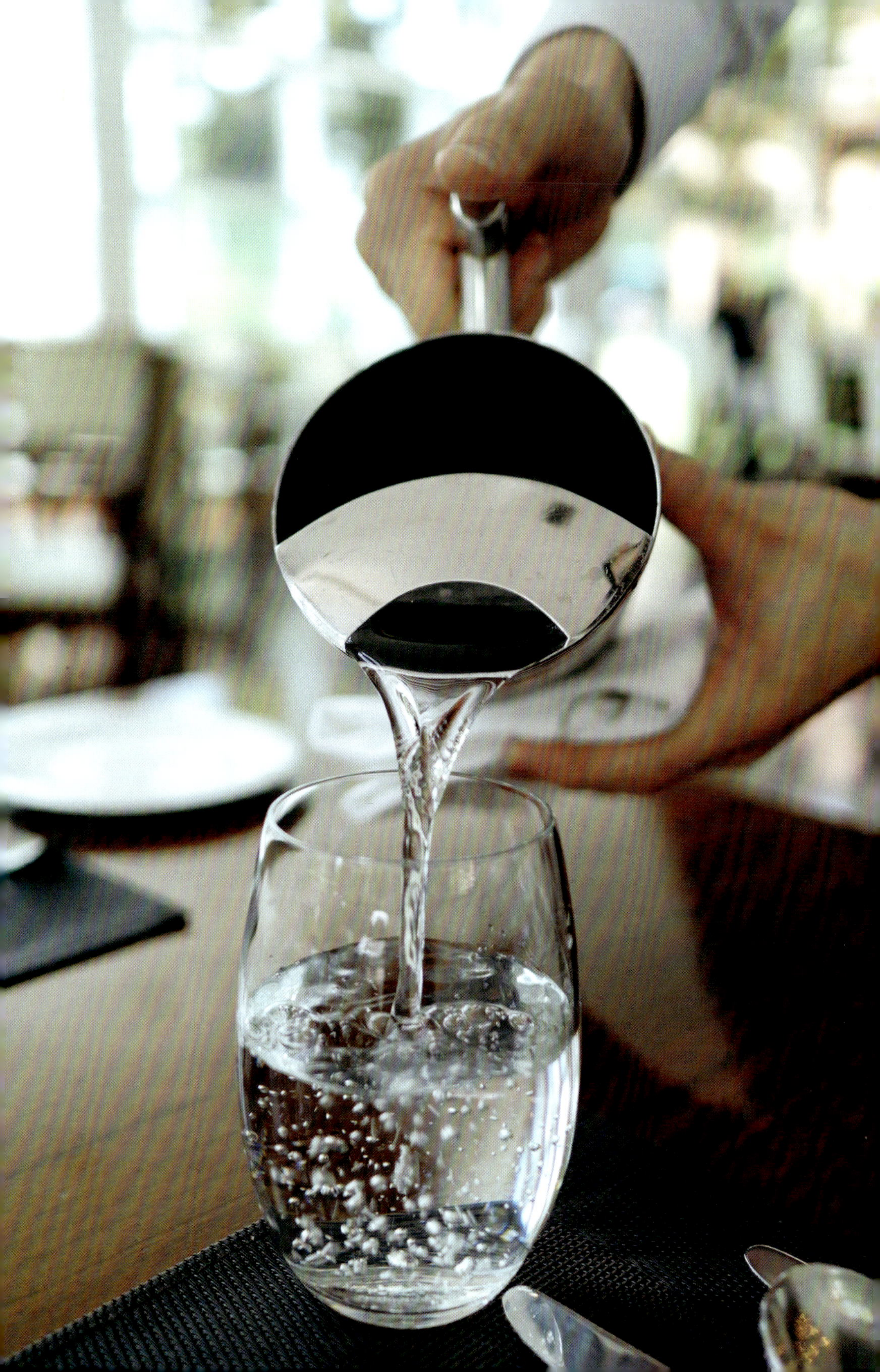

MENGENELEMENTE	SPURENELEMENTE
Natrium	**Zink**
Kalium	**Chrom**
Chlorid	Jod
Magnesium	Selen
Calcium	Eisen
Phosphor	Fluorid

Mineralstoffe sind wichtig

MINERALSTOFFE

Viel öfter als Vitamine stehen Spurenelemente in der Diskussion, wenn es um die Gesundheit geht. Im Gegensatz zu den organischen Vitaminen sind Mineralstoffe anorganisch und damit normalerweise nicht durch Licht, Sonneneinstrahlung, Hitze oder Sauerstoff zerstörbar. Der Mineralstoffgehalt eines Lebensmittels kann insbesondere durch Auslaugen reduziert werden.

MENGEN- UND SPURENELEMENTE

Ernährungsmedizinisch werden Mineralstoffe in Mengen- und Spurenelemente unterteilt. Außerdem gehören noch die so genannten Ultraspurenelemente zur Gruppe der Mineralstoffe. Als Mengenelemente werden anorganische Nahrungsbestandteile bezeichnet, die für die Menschen lebenswichtig sind und von denen mehr als 50 mg täglich benötigt werden. Demgegenüber werden anorganische Nahrungsbestandteile, von denen der Mensch weniger als 50 mg täglich braucht, als Spurenelemente bezeichnet.

DIABETIKER BRAUCHEN MEHR MINERALSTOFFE

Diabetiker leiden besonders häufig an einem Mangel an Mineralstoffen, da sie durch den erhöhten Blutzucker vermehrt Mineralstoffe, die wasserlöslich sind, über den Urin verlieren. Im Rahmen der Diabetestherapie sind besonders die Mineralstoffe Zink, Chrom und Magnesium wichtig. Diese Substanzen haben einen Einfluss auf die Insulinproduktion, -speicherung, -wirkung an der Zelle oder helfen bei der Vorbeugung und Behandlung von Diabetesfolgekomplikationen. Eine regelmäßige zusätzliche Zufuhr von Mineralstoffen sollte immer mit dem behandelnden Arzt besprochen werden, um Risiken zu vermeiden und die Chancen, die eine Gabe von Mengen- oder Spurenelementen mit sich bringen kann, zu verbessern. Mineralstoffe werden nach der Aufnahme ins Blut im gesamten Körper verteilt und gelangen an ihren Zielort. Es dauert in der Regel Wochen bis Monate, bis eine Nahrungsergänzung Effekte zeigt, da die Substanzen erst in bestimmte Gewebe und Zellbestandteile eingelagert werden müssen. Vor diesem Hintergrund ist auch klar, dass durch eine einmalige Gabe von Calcium die Knochen nicht gestärkt werden und auch eine Zinkhistidin-Kapsel nicht sofort den Blutzuckerspiegel senkt.

DIE BIOLOGISCHE VERFÜGBARKEIT

Die Mineralstoffe können nicht in Reinform als Vitalstoffe eingenommen werden. In Apotheken gibt es Präparate mit Verbindungen, die gut, mittelmäßig oder schlecht für den Menschen verwertbar sind. Ernährungsmediziner sprechen diesbezüglich von biologischer Verfügbarkeit oder Wertigkeit. Problematisch ist es, wenn in Nahrungsergänzungsmitteln verschiedene Mineralstoffe miteinander kombiniert werden. Durch die Kombination gehen in der Regel die Aufnahme im Darm sowie die biologische Verfügbarkeit deutlich zurück, da sich die Mineralstoffe miteinander verbinden und der Verdauungstrakt dadurch nicht mehr in der Lage ist, die lebenswichtigen Substanzen aufzunehmen. Dies hat zur Folge, dass die Mineralstoffe über den Stuhlgang ausgeschieden werden. So können die beiden Spurenelemente Chrom und Zink, die für Diabetiker besonders wichtig sind, nur schwer in Kombination resorbiert werden. Deshalb sollten diese Diabetiker-Vitalstoffe zeitlich getrennt und nicht als Kombinationspräparat eingenommen werden! Es gibt aber auch spezielle Präparate, die die Mineralstoffe in aufbereiteter Form enthalten und dadurch optimal verfügbar sind.

NAHRUNGSERGÄNZUNG FÜR DIABETIKER

» Bei diabetischen Nervenschäden ist es sinnvoll, B-Vitamine einzunehmen. Die Einnahme sollte mit dem Arzt besprochen werden.
» Bei der diabetischen Nierenschädigung werden Mineralstoffe wie Zink und Chrom vermehrt ausgeschieden. Die Ausscheidung von Zink und Chrom im Urin ist im Vergleich zu gesunden Menschen deutlich gesteigert und es kann zu einer Verarmung an diesen Spurenelementen kommen.
» Bei der zusätzlichen Einnahme von Zink und Chrom ist zu beachten, dass beide Spurenelemente getrennt voneinander eingenommen werden, da sie sich gegenseitig bei der Aufnahme hemmen.

ÜBERGEWICHT LANGFRISTIG ABBAUEN

Übergewicht entsteht, wenn die Kalorienbilanz nicht ausgewogen ist, dem Körper also mehr Kalorien zugeführt werden, als dieser verbrauchen kann. Überschüssige Kalorien aus allen Nahrungsinhaltsstoffen wandelt der Organismus in Fett um, das er dann speichert. Mit steigendem Gewicht vermindert sich die Insulinwirkung, da der Organismus allmählich eine Insulinresistenz entwickelt. Viele Beispiele in Kliniken und Praxen haben gezeigt, dass eine Gewichtsreduktion auch zur Reduktion der Insulinresistenz und Absenkung der Blutzuckerwerte führt und es bei übergewichtigen Diabetikern oft schon ausreicht, wenn innerhalb von sechs Wochen zwei bis drei kg Gewicht abgenommen werden. Mit jedem Kilogramm Gewichtsreduktion verbessert sich bei übergewichtigen Diabetikern auch die Einstellung. Die durchschnittliche Energiezufuhr in Deutschland liegt mit 2500 bis 3000 Kilokalorien über dem tatsächlichen Bedarf von 1800 bis 2500 Kilokalorien. Der Energiebedarf in Kilokalorien (kcal) lässt sich relativ leicht mit folgender Formel berechnen:

BERECHNUNG DES TÄGLICHEN ENERGIEBEDARFS

Gewicht in Kg x 24 = Grundbedarf in Kilokalorien
x 30 = leichte Tätigkeit
x 35 = mittlere Tätigkeit
x 40 = schwere Tätigkeit

Beispiel: Eine 72 Kilogramm schwere Frau braucht bei einer leichten Tätigkeit 2160 Kilokalorien.

Aktuelle Studien zeigen, dass Typ-2-Diabetes in der Mehrzahl schlicht und ergreifend heilbar wäre, wenn das Körpergewicht normalisiert, mehr Bewegung in Alltag eingebaut, der Stress abgebaut, Zimt, Zink und Chrom eingenommen und das Ernährungsverhalten umgestellt würde.

VITALSTOFFMÄNGEL TROTZ ÜBERERNÄHRUNG

Übergewichtige Diabetiker sollten sich mit dem Kaloriengehalt der Lebensmittel beschäftigen. Dabei helfen spezielle Kalorientabellen (z.B. Kalorien-Ampel, Trias Verlag). Viele Diabetiker sind fehlernährt und fördern dadurch die Entstehung des Diabetes mellitus. Durch den erhöhten Blutzucker scheiden sie ein Vielfaches an lebenswichtigen wasserlöslichen Substanzen aus. Dazu gehören auch die »Diabetes-Vitalstoffe« Zink und Chrom. Da Diabetiker zudem oft viel zu wenige dieser Spurenelemente mit dem Essen aufnehmen, kommt es zu einer Verarmung im Organismus. Das wiederum führt zu einer Verschlechterung der Blutzuckerwerte sowie der Insulinwirkung und fördert die Insulinresistenz.

ABNEHMEN – MIT FACHLICHER BERATUNG FÄLLT ES LEICHTER

Übergewicht entsteht meist aus einer Kombination von erhöhter Kalorienzufuhr, Bewegungsmangel, Stress, Entzündungen und erblichen Faktoren. Übergewicht abzubauen ist eigentlich relativ einfach, denn wenn durch mehr Bewegung der Energiebedarf steigt und gleichzeitig die Kalorienzufuhr durch eine Ernährungsumstellung sinkt, ist der Körper gezwungen, die

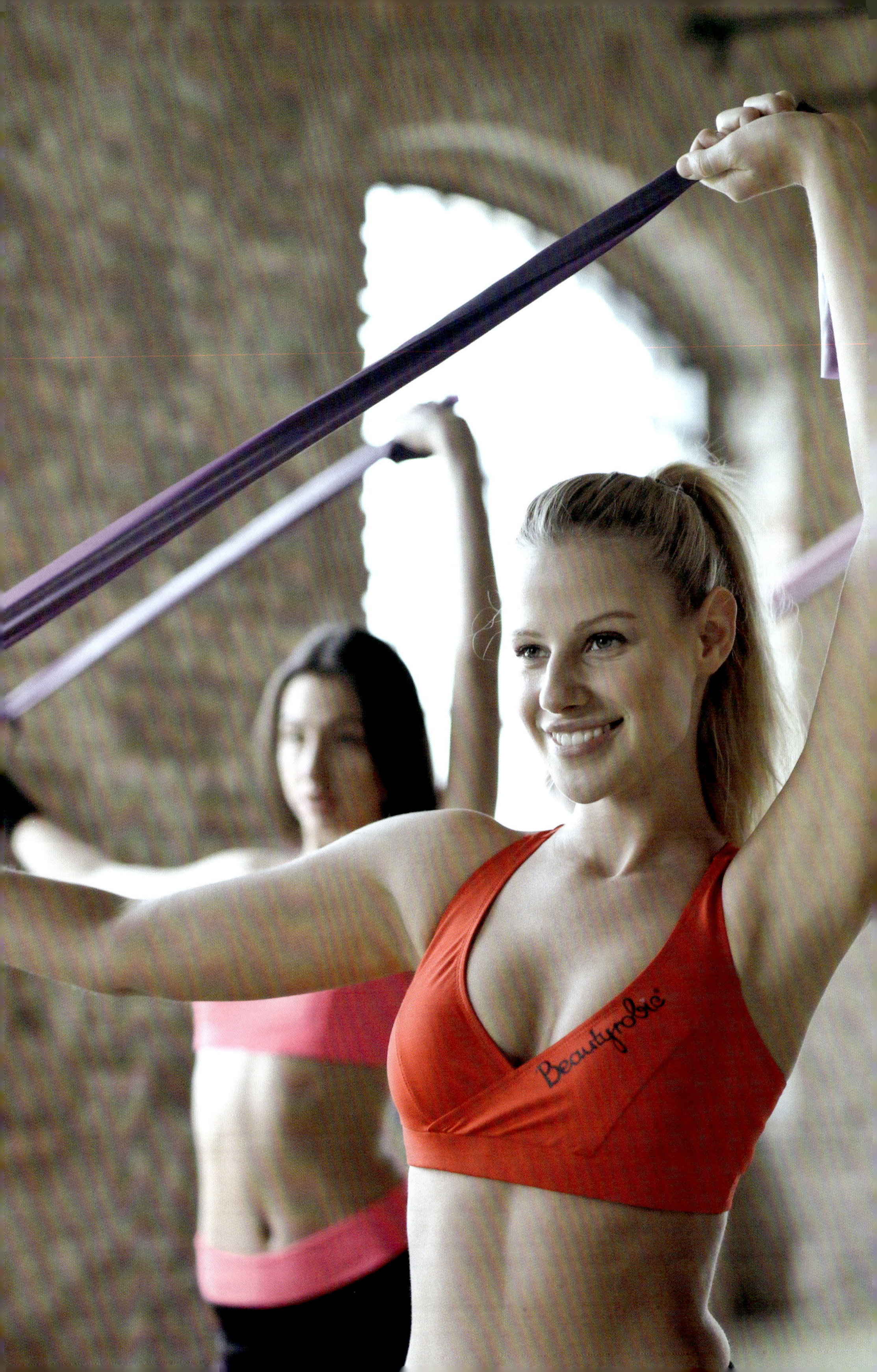
Beautyrobic®

Energiereserven abzubauen. Natürlich ist das in der Praxis nicht ganz so einfach wie in der Theorie. Wichtig ist, dass sich übergewichtige Diabetiker die entsprechende Hilfe bei Diabetologen und qualifizierten Ernährungsfachkräften (staatlich geprüften Diätassistenten) holen. Die Krankenkassen unterstützen eine gezielte Ernährungsumstellung mit dem Ziel, die Diabeteseinstellung zu verbessern, indem sie sowohl Schulungskurse finanzieren als auch die Kosten einer Ernährungsberatung größtenteils erstatten. Diätassistenten sind Ihre Ansprechpartner, wenn es um eine sinnvolle, gesunde Gewichtsreduktion und diabetesgerechte Ernährungsweise geht.

RADIKALKUREN SIND ÜBERFLÜSSIG

Wissenschaftliche Studien haben bewiesen, dass es in der Regel ausreichend ist, wenn innerhalb eines Jahres 10 Prozent des Ausgangsgewichts abgebaut werden. Ein Mensch mit 95 kg muss also nicht bis auf 70 kg abmagern, sondern es reicht aus, wenn die Waage nach einem Jahr statt 95 kg nur noch 86 kg anzeigt. Um 1 kg Körperfett abzubauen, müssen rund 7.000 Kilokalorien eingespart werden. Bei einer Gewichtsabnahme von 9 kg ist also ein Energiedefizit von fast 63.000 Kilokalorien notwendig. Daher ist es auch so schwer, Gewicht abzubauen. In der Regel ist es ausreichend, wöchentlich zwischen 500 g und 1,0 kg Gewicht abzubauen. Die Gewichtsreduktion zu Beginn einer Reduktionskost ist ausgeprägter, da auch reichlich Wasser ausgeschieden wird.

DIABETIKER SOLLTEN SICH SATT ESSEN

Abnehmen kann nur, wer satt is(s)t. Diese Aussage stammt von Experten des Deutschen Kompetenzzentrums Gesundheitsförderung und Diätetik e. V. Studien zeigen, dass eine Gewichtsreduktion einfacher ist, wenn übergewichtige Diabetiker reichlich Ballaststoffe und ausreichend Eiweiß aufnehmen, denn Ballaststoffe und Eiweißemachen satt.

DAS IDEALE GEWICHT

Während das Körpergewicht früher nach Broca- und Idealgewicht bewertet wurde, findet die Klassifizierung des Gewichts heute mit dem Body-Mass-Index (BMI) statt. Idealerweise liegt der BMI zwischen 19 und 25. Ein BMI zwischen 25 und 30 zeigt Übergewicht an. Ab einem BMI von 30 spricht der Arzt von Adipositas (Fettsucht). Das Diabetesrisiko steigt massiv ab einem BMI von 27 an. Der Body-Mass-Index ist einfach zu berechnen oder in der Grafik abzulesen.

DIE BMI-BERECHNUNG

$$\frac{\text{Körpergewicht in Kilogramm}}{(\text{Körperlänge in Metern})^2} = \text{BMI}$$

DIE MESSUNG DES FETTANTEILS

Der Body-Mass-Index macht jedoch keine Aussage über die Körperzusammensetzung. Der menschliche Organismus besteht insbesondere aus Wasser, Muskulatur und Fettgewebe. Das Ziel einer Gewichtsreduktion ist nicht der Abbau von Körpersubstanz insgesamt, sondern vielmehr der Abbau von Fett. Die Körperkompartimente lassen sich mit der sogenannten Bioelektrischen Impedanz-Analyse (BIA) feststellen. Mit der BIA ist es möglich, relativ genau zu analysieren, wie viel Fettgewebe der Körper enthält. BIA-Messungen werden bei vielen Ärzten, aber auch in Apotheken und Fitness-Studios, angeboten. Sie ermöglichen eine gute Verlaufskontrolle einer Gewichtsreduktion. Die Waage kann solche Aussagen nicht machen.

BEWEGUNG HILFT BEIM ABNEHMEN UND SENKT DEN BLUTZUCKERSPIEGEL

Neben einer diabetesgerechten Ernährungsweise ist für Diabetiker auch Bewegung besonders wichtig. Bewegung senkt den Blutzuckerspiegel, vermindert die Insulinresistenz, erhöht das gefäßfreundliche HDL-Cholesterin und hilft beim Abnehmen. Diabetiker sollten sich so viel wie möglich bewegen. Damit ist nicht nur Sport, sondern auch Alltagsbewegung gemeint. Also: Steigen Sie Treppen, statt auf den Aufzug zu warten, und erledigen Sie kleinere Besorgungen zu Fuß oder mit dem Fahrrad. Alle Diabetiker brauchen mehr Alltagsbewegung und möglichst jeden Tag 15 bis 45 Minuten Ausdauersport (Jogging, Walking, Wandern, Tanzen, Radfahren, stramme Spaziergänge, Schwimmen, Fitness-Kurse oder Kurse und Gerätetraining im Fitness-Center unter Anleitung eines Trainers).

Was zusätzlich hilft: Studien zufolge kann die Zufuhr des Spurenelements Chrom beim Abnehmen helfen. Andere Studien zeigen, dass die Substanz L-Carnitin uns dabei hilft, Muskulatur auf-, aber Fettgewebe abzubauen. Entsprechende Präparate erhalten Sie in Reformhäusern und Apotheken.

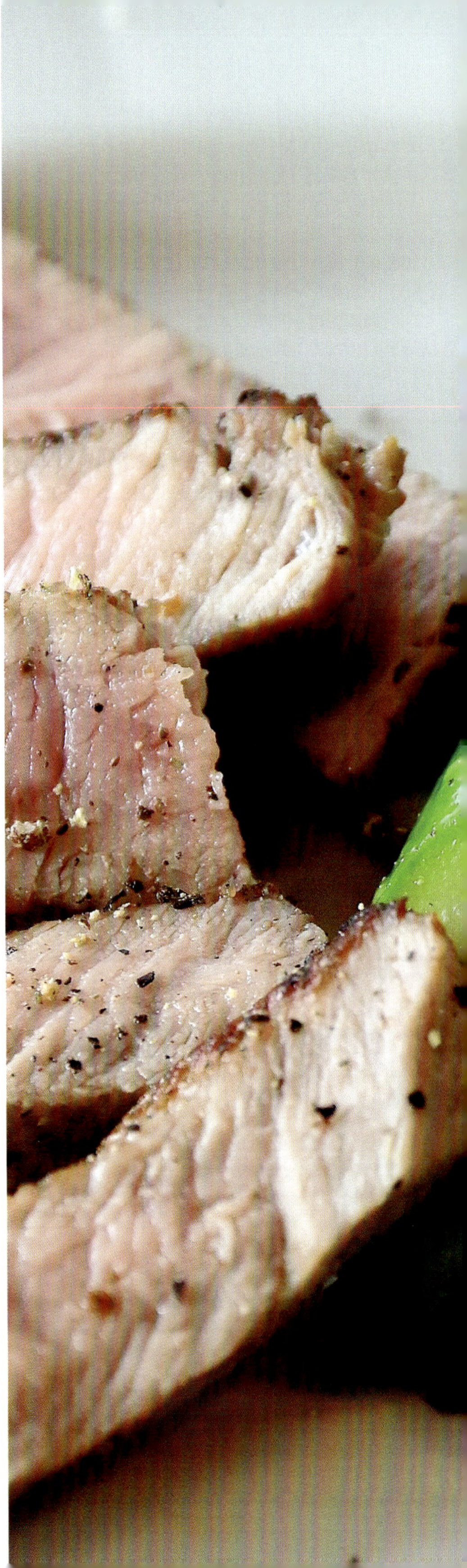

KAPITEL 2

EIN LEBENSWICHTIGES SPURENELEMENT: ZINK

Zink ist nach Eisen das zweitwichtigste Spurenelement im menschlichen Körper. Die Hälfte der Weltbevölkerung leidet an Zinkmangel, darunter auch sehr viele Diabetiker, für die dies besonders gravierende Folgen hat. Das Spurenelement Zink stand über viele Jahre nicht im Mittelpunkt der Diskussion. Dabei ist es für den menschlichen Organismus lebenswichtig. Ohne Zink ist keine Fortpflanzung möglich und auch die Insulinproduktion und die Blutzuckerregulation sind ohne Zink nicht denkbar. Der Körper verfügt über keine ausgeprägten Zinkspeicher, die bei einer Mangelversorgung mobilisiert werden können. Daher ist eine tägliche ausreichende Zinkzufuhr besonders wichtig. Zink zählt zu den essenziellen Nährstoffen und muss regelmäßig mit der Nahrung zugeführt werden. Mit einem Gesamtkörperbestand von etwa zwei Gramm ist Zink vor allem in den Knochen und im Muskelgewebe, in Haut, Haaren und Leber, aber auch in der Iris des Auges, in der Bauchspeicheldrüse, in den Spermien des Mannes und in den Synapsen (Schaltstellen) der Nervenzellen lokalisiert. Dieser extrem kleine Reservepool führt bei fehlender Zufuhr von Zink über die Nahrung sehr schnell zu Mangelerscheinungen.

VORKOMMEN UND VERFÜGBARKEIT

Die meisten Lebensmittel, die einen hohen Zinkgehalt aufweisen, sind tierischen Ursprungs. So enthält z.B. Fleisch, insbesondere mageres rotes Fleisch, einen relativ hohen Anteil an Zink, dessen Aufnahme aus dem Darm durch tierisches Protein (insbesondere der Aminosäure Histidin) noch gefördert wird. Das mit Abstand zinkreichste Lebensmittel ist die Auster mit 85 Milligramm pro 100 Gramm, die in der täglichen Ernährung jedoch eher eine untergeordnete Rolle spielt. Zu den guten Zinklieferanten zählen Rindfleisch, Fisch, Eier, Milch und Käse. Dagegen sind nur geringe Mengen Zink in Gemüse und Obst enthalten. In Abhängigkeit vom Ausmahlgrad ist Zink auch in nennenswerten Mengen in Getreide zu finden, jedoch ist die biologische Verfügbarkeit aus pflanzlichen Lebensmitteln ziemlich schlecht. In Deutschland sind viele Menschen von einem Zinkmangel betroffen, da Fertignahrungsmittel, süße Getränke und fettige Speisen relativ zinkarm sind. Der Verzicht auf tierische Produkte, insbesondere Rindfleisch, verstärkt die Mangelsituation. Um einer Unterversorgung wirksam vorzubeugen, sollten täglich bis zu 15 mg des lebensnotwendigen Spurenelements in Form von Zinkpräparaten eingenommen werden.

WAS DIE AUFNAHME HEMMT

Voraussetzung für die Wirksamkeit ist die ausreichende Dosierung von Zink in einer für den Körper optimal verwertbaren Form. Ein Grund für die schlechte Resorption aus pflanzlichen Nahrungsmitteln ist der Gehalt an bestimmten Substanzen in diesen Produkten, die die Aufnahme von Zink in den Körper hemmen. Dazu zählen z.B. das Phytat, das in größeren Mengen in Getreide enthalten ist, oder Tannine, die vermehrt in Kaffee und Tee zu finden sind, sowie Alkohol. Zudem weist das Spurenelement Kupfer antagonistische Wirkungen zu Zink auf, sodass auch durch eine hohe Kupferaufnahme der Status von Zink im Körper negativ beeinflusst werden kann. Auch Calcium in pharmakologischen Dosen und Phosphat, welches reichlich über Cola-Getränke aufgenommen wird, wirken bei der Zinkaufnahme hinderlich. Und leider sind die für eine gesunde Darmtätigkeit und -entleerung förderlichen Ballaststoffe ebenfalls für die Zinkaufnahme tendenziell nachteilig.

WER BRAUCHT WIE VIEL ZINK?

Die Vera-Studie (Verbundstudie Ernährungserhebung Risikofaktoren Analytik) von 1994 ergab eine durchschnittliche Zinkaufnahme von 9,7 mg bei Frauen und 12,1 mg bei Männern. Der Bedarf von 7 mg bei Frauen und 11 mg bei Männern liegt in diesem Bereich. Schwangere benötigen 10 mg und Stillende 22 mg. Diabetiker benötigen noch mehr Zink, da es bei ihnen zu Zinkverlusten über den Urin kommt und der Bedarf gesteigert ist. Diabetiker sollten täglich 15 bis 30 mg Zink aufnehmen.

ZINKREICHE LEBENSMITTEL

Lebensmittel	Zinkgehalt mg/100g	Energiegehalt kcal/100g
Austern	85,0	63,1
Weizenkleie	13,3*	172,3
Weizenkeime	12,0*	313,8
Mohnsamen	10,0*	472,3
Hefe	8,0*	288,0
Sesamsamen	7,8*	559,0
Kürbiskerne	7,0*	560,2
Schwartenmagen	6,3	180,7
Schweineleber gegart	6,2	123,3
Pfifferlinge getrocknet	6,1*	120,2
Rindfleisch	6,1	180,4
Kakaopulver	5,7*	342,5
Schaffleisch	5,6	180,0
Rumpsteak	5,6	234,9
Rinderfilet	5,2	152,0
Sonnenblumenkerne frisch	5,1*	574,8
Blauschimmelkäse	5,1	358,5

****schlechte Verfügbarkeit!***

ZINKBEDARF NACH LEBENSALTER

Alter	Zinkbedarf (mg/d)	Alter	Zinkbedarf (mg/d)
0 bis 4 Monate	1	25 bis unter 51 Jahre	10 (m) und 7 (w)
4 bis unter 12 Monate	2	51 bis unter 65 Jahre	10 (m) und 7 (w)
1 bis unter 4 Jahre	3	65 und älter	10 (m) und 7 (w)
4 bis unter 7 Jahre	5	Schwangere	10
7 bis unter 10 Jahre	7	Stillende	11
10 bis unter 13 Jahre	9 (m) und 7 (w)	Diabetiker	> 10 (sinnvoll 15 bis 30 mg Zinkhistidin täglich)
13 bis unter 15 Jahre	9,5 (m) und 7 (w)		
15 bis unter 25 Jahre	10 (m) und 7 (w)		

(m = männlich, w = weiblich)

WAS ZINK IM KÖRPER BEWIRKT

Zink übernimmt im Körper eine Vielzahl an physiologischen Funktionen. Es ist an über 300 enzymkatalysierten Stoffwechselreaktionen als sogenannter Enzym-Cofaktor beteiligt. Das heißt, diese Enzyme benötigen Zink, um ihre Aufgabe im Stoffwechsel zu erfüllen. Damit beeinflusst Zink praktisch alle Vorgänge im menschlichen Körper. So ist es am Zellwachstum, Zellzyklus und an der Herstellung von Eiweißbestandteilen beteiligt. Ohne die Mitwirkung an der Zellvermehrung wäre beispielsweise die Erneuerung von Hautgewebe nicht möglich. Es ist somit kaum verwunderlich, dass die Haut einen hohen Zinkgehalt aufweist, denn es fördert durch die Beteiligung am Kollagenstoffwechsel die Elastizität der Haut. Damit wirkt sich Zink auch entscheidend auf die Wundheilung aus. Das äußerliche Auftragen von Zinksalbe ist seit Jahrhunderten als Wundheilungsmittel bewährt. Weiterhin spielt Zink eine wichtige Rolle für das Immunsystem, indem es für die Aktivität der Immunzellen mitverantwortlich ist. Seine die Abwehrkraft stimulierende und antivirale Wirkung ist wissenschaftlich bestens belegt. Eine maßgebliche Beteiligung zeigt Zink auch bei der Bekämpfung freier Radikale, deren Bildung beispielsweise durch die UV-Strahlung gefördert wird.

STÄRKT ENTGIFTUNGSFUNKTIONEN

Bemerkenswert ist auch seine Fähigkeit, die Schwermetallbelastung des menschlichen Organismus herabzusetzen, indem es mit Schwermetall-Ionen wie Cadmium, Nickel, Blei oder Quecksilber um die freien Bindungsstellen am Transportmittel im Darm konkurriert. Der Belastung durch Schwermetalle wird der Mensch gewöhnlich über die Umwelt ausgesetzt, aber auch durch den Gehalt in der Nahrung. Quecksilber nimmt eine Sonderstellung ein, denn es wird beispielsweise aus amalgamhaltigen Zahnfüllungen freigesetzt. Eine Anreicherung von Schwermetall-Ionen im menschlichen Organismus kann zu Fruchtbarkeitsstörungen führen und wird teilweise auch für die Krebsentstehung mit verantwortlich gemacht.

WIE KANN ES ZU EINEM MANGEL KOMMEN?

Der individuelle Versorgungszustand eines Menschen mit Zink hängt vor allem von seinem Alter und Geschlecht, seiner Ernährungsweise, seinen Lebensgewohnheiten sowie seinem Gesundheitszustand ab. Die Tatsache, dass 50 Prozent der Weltbevölkerung unter einem Zinkmangel leiden, sollte zum Nachdenken anregen. Gesunde Menschen, die ihren Nähr-, Vitamin- und Mineralstoffbedarf über eine ausgewogene Mischkost decken und deren körperliche Aktivität über dem durchschnittlichen Niveau liegt, müssen keinen Zinkmangel fürchten. Zinkmangel ist in Entwicklungsländern sehr verbreitet. In Deutschland und den übrigen westlichen Industrienationen ist ein schwerer Zinkmangel ein seltenes Phänomen. Dennoch kann eine Unterversorgung oder gar ein Mangel an Zink für gesunde Menschen sowie Diabetiker zum Problem werden. Da in unserer Gesellschaft der Verzehr von Fastfood, Kantinen- und Mensaessen, Fertigprodukten und zuckerreichen Getränken wie beispielsweise Limonade oder Cola zum Alltag gehört, ist fraglich, ob eine ausreichende Versorgung mit Zink auf Dauer gewährleistet ist.

SYMPTOME EINES ZINKMANGELS

- Müdigkeit
- Infektionsanfälligkeit
- **Diabetes mellitus**
- Allergieneigung
- Haarausfall oder fehlende Haarneubildung
- brüchige Fingernägel
- beschränktes Nagelwachstum
- Wundheilungsstörungen
- Appetitverlust
- gestörte Wundheilung
- Veränderungen des Geruchs- und Geschmackssinns
- **erhöhte Blutzuckerwerte**
- Nachtblindheit
- Potenzprobleme
- Neurodermitis, Ekzeme oder Akne
- Schwangerschaftskomplikationen
- **Insulinresistenz**

ANZEICHEN FÜR EINEN ZINKMANGEL

Bereits ein geringer Zinkmangel löst Veränderungen im Enzymhaushalt und im hormonellen Bereich aus und geht mit einer Reihe von symptomatischen Beschwerden einher. Im Kindesalter kommt es bei Zinkmangel häufig zu einer Wachstumsverzögerung. Eine Unterversorgung oder ein relativer Mangel an Zink kann sich durch zum Teil sehr unspezifische Symptome bemerkbar machen.

BESONDERE RISIKOGRUPPEN

Nach Angaben der WHO leidet die Hälfte der Weltbevölkerung an Zinkmangel und auch in Deutschland ist die Versorgung mit Zink oft unzureichend. Mediziner sehen Zinkmangel weltweit zunehmend als ein die Allgemeinheit betreffendes Gesundheitsproblem, und eine Verbesserung der Zinkversorgung definiert die WHO als eine wichtige gesundheitspolitische Aufgabe. Besonders folgende Risikogruppen sollten ihr Augenmerk auf eine ausreichende Zinkzufuhr richten:

- Schwangere/Stillende
- **Diabetiker**
- Senioren
- Kinder/Heranwachsende
- Alkoholkranke
- Sportler
- Vegetarier/Veganer
- bei speziellen Darm- und Hauterkrankungen
- Menschen, die eine Reduktions- oder Nulldiät (Fasten und Heilfasten) durchführen
- chronisch Leber- und Nierenkranke

ZINK TUT DIABETIKERN GUT!

In den letzten 30 Jahren konnte durch zahlreiche Versuche die weitreichende Wirkung von Zink auf die Zuckerregulation wissenschaftlich belegt werden. Zink übt einen großen Einfluss auf die Insulinbildung aus. Schon seit Jahrzehnten ist bekannt, dass Zink an der Bildung und Freisetzung von Insulin in den Betazellen der Bauchspeicheldrüse beteiligt ist. Menschliches Insulin besteht aus zwei Aminosäureketten, der A- und der B-Kette. Das Proinsulin enthält eine dritte Kette, die auch als C-Peptid bezeichnet wird. Zink wird für die Umwandlung vom Proinsulin (Vorstufe des Insulins) zum aktiven (also wirksamen) Insulin benötigt. Nach Beendigung der Insulinsynthese wird das C-Peptid abgespalten und mithilfe von Zink aus der Zelle freigesetzt.

Bei 61 Typ 2-Diabetikern fanden Perger und Mitarbeiter nach 6 Wochen unter Zinkgabe (2 x 6,3 mg Zink/Tag) eine signifikante Senkung der durchschnittlichen Nüchternblutzuckerwerte von 252 auf 112 mg/dl (4).

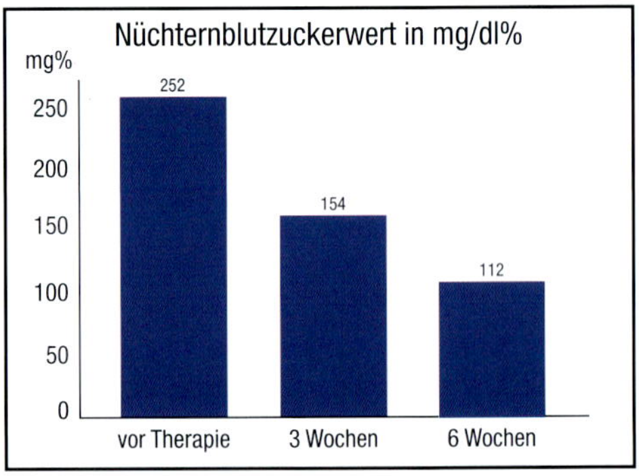

ZINK FÖRDERT AUCH DIE INSULINWIRKUNG

Die Stabilität des kristallinen Insulinmoleküls wird ebenfalls durch die Anwesenheit von Zink gewährleistet. Auch nur geringe Veränderungen im Aufbau des Insulins führen zum Aktivitätsverlust oder dazu, dass Insulin nicht mehr an die Insulinrezeptoren der Zelle andocken kann. Des Weiteren sorgt Zink für eine ausreichende Insulinausschüttung, eine hinreichende Empfindlichkeit des Gewebes (der Zellen des Körpers) auf Insulin sowie einen geregelten Insulinabbau. In einigen Untersuchungen konnte auch aufgezeigt werden, dass zinkfreies im Vergleich zu zinkhaltigem Insulin keine immunmodulierende Wirkung entfaltet. Auch wirkt Zink einer Insulinresistenz entgegen. Dies ist gerade für Diabetiker von besonderem Interesse. Nicht alle Diabetiker sind von einer Unterversorgung mit Zink betroffen, aber in jedem Fall prädestiniert dafür, einen Zinkmangel zu entwickeln. Im Diabetes-Stoffwechsel ist sowohl die Sekretion aus den Zellen der Bauchspeicheldrüse als auch die Wirkung des Insulins an den Zielzellen gestört.

ZINK ZUR VORBEUGUNG UND THERAPIE VON FOLGEERKRANKUNGEN

Vorgenanntes ist allerdings nicht der einzig wichtige Grund für eine Empfehlung der Zinkeinnahme an den Diabetiker. Es sind zusätzlich die durch freie Radikalbildung geförderten diabetischen Folgeerkrankungen, die eine ausreichende Zinkzufuhr so entscheidend werden lassen. Typische diabetische sekundäre Folgeerkrankungen, die durch eine ausreichende Zinkversorgung positiv beeinflusst werden können, sind:

- Schäden der Augen mit Auswirkung auf die Sehfähigkeit
- Schäden an den Nieren, was zu einer Förderung der erhöhten Zinkausscheidung führen kann
- Schädigung des Nervengewebes. Zink spielt eine wichtige Rolle bei der Weiterleitung von Nervenimpulsen
- Ausprägung des diabetischen Fußes
- Schädigung kleiner Blutgefäße durch die hohe Glukosekonzentration im Blut

ZINK GEGEN OSTEOPOROSE

Diabetiker leiden häufiger als vergleichbare Altersgruppen an Osteoporose. Untersuchungen aus den USA legen den Schluss nahe, dass bei Frauen (mehr als zehn Jahre nach Verlust der Periodenblutung) ein subklinischer Zinkmangel auftritt, weil die Aufnahme von Zink aus dem Darm gestört ist. Gerade die übliche Calcium- (plus Vitamin-D-)Substitution verstärkt die Mangelsituation, weil Zink mit Calcium um die Aufnahme aus dem Darm konkurriert. Zink ist für den regelrechten Knochenauf- und -umbau notwendig: Denn Zink scheint die knochenbildenden Zellen zu aktivieren und die knochenabbauenden Zellen zu hemmen. Wichtiger Hinweis: Calcium und Zink stets zeitversetzt einnehmen! Also morgens Calcium und vor dem Schlafengehen Zink.

ZINK GEGEN SCHLECHT HEILENDE WUNDEN

Zink schützt die Haut. Wund- und Heilsalben enthalten praktisch immer Zink, um die Wundheilung zu fördern. Ein Zinkmangel kann unter anderem zu Schädigungen an Haut und Schleimhäuten führen. Zink ist für die Bildung von Zellen, auch Hautzellen, notwendig. Zudem reguliert Zink entzündliche Reaktionen und verbessert so zusätzlich die Heilung. Der bei Diabetes mellitus erhöhte Blutzucker führt bei vielen Patienten zu schlecht heilenden Wunden. Besonders die Füße von Diabetikern sind gefährdet. Und hier kann Zink helfen. Es sorgt dafür, dass Entzündungen rascher abklingen, und fördert die Heilung. Aber Zink wirkt natürlich nicht nur von außen – als Zinksalbe auf der Haut – sondern auch von innen. Wenn der Körper ausreichend mit dem Spurenelement versorgt ist, heilen Wunden schneller und besser. Einige Untersuchungsergebnisse weisen darauf hin, dass Zink auch bei der Behandlung der diabetischen Nervenschädigung (Polyneuropathie) positive Auswirkungen hat. Da bei Wundheilungsstörungen und/oder Polyneuropathie oftmals größere Zinkmengen als sonst notwendig sind, sollten die Einnahme und die Dosierung natürlich mit dem Arzt abgesprochen werden. Übrigens: Auch allergiegeplagte Menschen (Heuschnupfen) können ohne Bedenken Zink einnehmen. Sie profitieren von der Zinkeinnahme.

ZINK ERGÄNZEN – WIE VIEL UND WIE?

Bei einer regelmäßigen Zinkaufnahme kann das Gleichgewicht des Insulinhaushalts und des Blutzuckers positiv beeinflusst werden. Nur dann kann der Körper seine Kapazitäten voll ausschöpfen und mit körpereigenem Insulin die Regulation des Zuckerhaushalts gewährleisten. Zahlreiche Untersuchungen haben gezeigt, dass eine Zinksubstitution zwar einen Diabetiker nicht heilt, aber den Blutzuckerspiegel verbessert, Medikamente einspart, das Immunsystem stärkt und Komplikationen reduziert. Diabetiker sollten täglich mindestens 15 mg Zink substituieren. Da organische Zinkverbindungen besser als anorganische Zinkverbindungen aufgenommen werden, sollten Diabetiker Zinkhistidin (beispielsweise Curazink oder Zinkamin Falk) anstatt Zinkoxid oder -sulfat einnehmen. Anorganische Zinkverbindungen wie die letztgenannten werden vom Körper nur sehr schlecht aufgenommen und können daher die Zinkversorgung nicht entscheidend verbessern. Da sich Chrom und Zink in der Aufnahme im Darm negativ beeinflussen, sollten keine Chrom-Zink-Kombinationspräparate eingenommen werden. Die Einnahme eines Chrompräparats mit 200 µg Chrom täglich (beispielsweise 4 Kapseln Bio-Chrom von Pharmanord) verbessert die Blutzuckereinstellung zusätzlich und beugt Mangelerscheinungen vor. Nach der derzeitigen Studienlage scheint es sinnvoll, Diabetikern außerdem die Vitamine C und E als Nahrungsergänzung zu verabreichen.

ZINKWIRKUNGEN BEI DIABETIKERN

» gesteigerte Insulinsynthese der Betazellen der Langerhans'schen Inseln
» gesteigerte Insulinsekretion aus den Betazellen
» höhere Insulinspeicherkapazität der Inselzellen
» gesteigerte Insulinaktivität
» gesteigerte Rezeptorsensitivität gegenüber Insulin
» gesteigerte Rezeptorfunktion
» verminderte Insulinresistenz
» gesteigerte Glukoseaufnahme in die Zelle

ZINKWIRKUNGEN BEI DIABETIKERN

(↑ = erhöht, ↓ = vermindert)

1. Insulinproduktion in den ß-Zellen der Langerhans´schen Inseln ↑
2. Insulinsekretion aus den ß-Zellen ins Blut ↑
3. Insulinspeicherkapazität der Bauchspeicheldrüse ↑
4. Insulinaktivität ↑
5. Rezeptorsensitivität gegenüber Insulin ↑
6. Rezeptorfunktion ↑
7. Insulinresistenz ↓
8. Glukoseaufnahme aus dem Blut in die Zelle ↑

Ergebnis: Blutzuckerspiegel ↓ und Insulinwirkung ↑

ZINK KONTRA ZUCKER – STUDIENERGEBNISSE

Zahlreiche Studien der letzten Jahre untersuchten die mannigfaltigen Wirkungen von Zink auf die Insulinbildung, -speicherung und -freisetzung, auf die Glukosetoleranz und das Ausmaß der antioxidativen Schädigungen bei Diabetikern.

EIN BAUSTEIN DES ZUCKERSTOFFWECHSELS

Forscher entdeckten erstmals 1964, dass die unzureichende Zufuhr von Zink über die Nahrung mit einer verminderten Insulinsynthese einhergeht. Einige Jahre später wiesen der Forscher Boquist und seine Mitarbeiter eine durch Zinkmangel ausgelöste verminderte Glukosetoleranz (Vorstufe des Diabetes mellitus) nach. Diese Untersuchungsergebnisse lassen zwei wesentliche Aufgaben des Zinks im Zuckerstoffwechsel vermuten. Einerseits steigert Zink die Rezeptorempfindlichkeit für Insulin, was zu einer gesteigerten Glukosetoleranz führt. Andererseits fördert Zink die Insulinbildung, was in einer Verstärkung der Insulinwirkung resultiert. Des Weiteren ist Zink an der Bildung von speicherfähigem Insulin beteiligt.

ZINKSTATUS	PLASMA-ZINK (in µmol/l)	URIN-ZINK (in µg/g Creatinin)
vor Supplementation	11,3	0,76
nach Supplementation	13,7	0,88

ZINKMANGEL BEI DIABETIKERN ENTDECKT

1998 wiesen der US-amerikanische Forscher Richard A. Anderson und seine Mitarbeiter nach, dass der Zinkstatus bei Diabetikern relevant vermindert ist. Nach der Supplementation von 30 mg Zink über sechs Monate war sowohl der Zinkgehalt im Körper als auch die Ausscheidung von Zink über den Urin deutlich verändert (siehe Tabelle).

ZINK HEMMT FREIE RADIKALE

Auch als Bestandteil von Enzymkomplexen, die antioxidative Wirkungen im Körper entfalten und damit zu einer verminderten Schädigung durch Oxidationsprozesse beim Diabetiker führen können, ist Zink maßgeblich beteiligt. Wie in der nachfolgenden Tabelle ersichtlich, wurden die Aktivitäten dieser Enzyme durch Zink deutlich erhöht (U/mg Hämoglobin). TBARS ist ein Maß für den oxidativen Stress im Körper. Nach Gabe von Zink war auch dieser Wert sehr vermindert.

ZINKSTATUS	AKTIVITÄT ANTIOXIDATIVER ENZYME	OXIDATIVER STRESS IN TBARS
	(in U/mg Hb)	(µmol/l)
vor Supplementation	39,77	3,32
nach Supplementation	44,70	2,87

Bei Typ-1-Diabetikern ist die körpereigene Zerstörung der insulinproduzierenden Zellen charakteristisch. An diesem Prozess sind freie Radikale beteiligt. Ähnliche Mechanismen werden für die Folgeerkrankungen des Diabetes mellitus wie Augenschäden oder Nierenerkrankungen vermutet. Die freien Radikale werden vor allem durch Enzyme wie beispielsweise Superoxiddismutase, Katalase, Peroxidase oder Metallothionein eliminiert. Diese Enzyme benötigen Zink für ihre Aktivierung. Forscher fanden heraus, dass Zink in Form des Zink-Metallothioneinkomplexes vor der Zerstörung der Betazellen der Bauchspeicheldrüse schützen kann. Umso weniger Zink in der Zelle vorliegt, desto größer ist die Zerstörung der insulinproduzierenden Zellen durch freie Radikale.

ZINK FÖRDERT DEN INSULINTRANSPORT

Zink hilft bei Typ-2-Diabetikern, indem es die Insulinfreisetzung steigert. Insulin verlässt die Betazelle der Bauchspeicheldrüße als Insulin-Zink-Komplex. Sobald Zink in der Zelle fehlt, kann nicht genügend Insulin ausgeschüttet werden. Nicht die Bildung von Insulin ist dabei also betroffen, sondern das Ausschleusen von Insulin aus den Zellen der Bauchspeicheldrüse, um im Körper seine Aufgaben erfüllen zu können.

STUDIE BEWIES: ZINK HILFT WIRKLICH!

Eine randomisierte, doppelblind durchgeführte und placebokontrollierte Studie mit 110 Typ-2-Diabetikern untersuchte die Effekte einer Supplementation mit Zink. Die zusätzliche Gabe von Zink verbesserte demnach nicht nur den Zinkstatus im Allgemeinen, sondern führte außerdem zu einer deutlichen Reduktion der Konzentration an Radikalen und schädlichen Substanzen, die auf eine Lipidperoxidation (Zerstörung von Fettsubstanzen beispielsweise in Zellwänden) zurückzuführen sind. Der Organismus eines Typ-2-Diabetikers ist vermehrt oxidativem Stress und somit gefäßschädigenden Substanzen ausgesetzt. Demzufolge kann der Neigung des Körpers, an Gefäßleiden zu erkranken, durch die zusätzliche Supplementation von Zink entgegengewirkt werden.

DER GRUNDBEDARF AN ZINK IST ERHÖHT

Zudem scheiden Typ-2-Diabetiker im Vergleich zu Gesunden wesentlich mehr Zink mit dem Urin aus, was wiederum auf einen erhöhten Grundbedarf an Zink schließen lässt. Zur Vermeidung von Mangelsymptomen empfiehlt die Deutsche Gesellschaft für Ernährung (DGE) eine tägliche Zinkzufuhr von 10 mg für Männer sowie 7 mg für Frauen. Da der Bedarf in der Schwangerschaft und Stillzeit erhöht ist, werden für Schwangere ab dem vierten Monat 10 mg und in der Stillzeit 11 mg täglich empfohlen

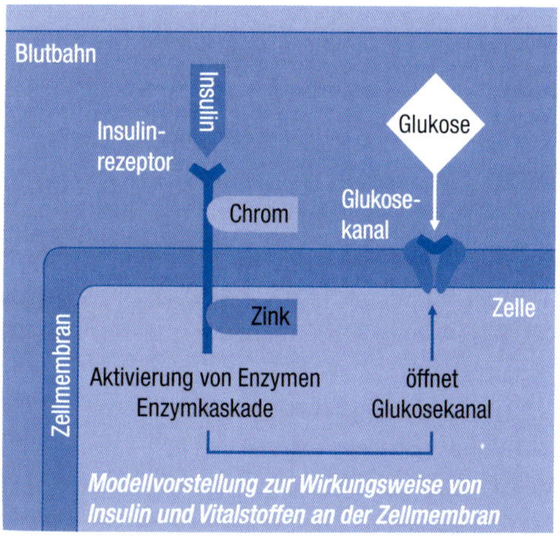

Modellvorstellung zur Wirkungsweise von Insulin und Vitalstoffen an der Zellmembran

ZINK BEI DIABETES AUS WISSENSCHAFTLICHER SICHT

Aus Anlass des ersten Internationalen Diätetik-Kongresses in Aachen stellte der renommierte Zinkforscher Professor Dr. Wolfgang Maret (Departments of Preventive Medicine & Community Health and Anesthesiology, University of Texas Medical Branch, Galveston, TX, USA) 2012 seine Forschungsergebnisse zum Zinkstoffwechsel beim Diabetes mellitus vor (Zitat aus seiner Tagungszusammenfassung):

Als Bestandteil von mehr als 1.000 Proteinen hat Zink grundlegende und zahlreiche biologische Funktionen in Wachstum, Entwicklung und Stoffwechsel und ist damit eines der wichtigsten anorganischen Elemente des menschlichen Lebens. In diesem Artikel ist auf einen Zusammenhang zwischen Zinkstoffwechsel und Diabetes mellitus hinzuweisen. Schwerpunkte der Betrachtung sind die Funktionen von Zink als insulin-mimetische Substanz und in der Unterstützung des reduzierenden intrazellulären Milieus, das im Diabetes mellitus durch oxidativen Stress gestört ist. Untersuchungen an Tier und Mensch belegen eine Störung des Zinkstoffwechsels bei Diabetikern und vorbeugende sowie therapeutische Wirkungen von Zink; einen zuverlässigen klinischen Test, durch den Zink-Mangelzustände erkennbar würden, gibt es allerdings bislang nicht.

ZINK – EIN LEBENSWICHTIGES SPURENELEMENT

Auf dem Gebiet der Zinkbiologie brachten die letzten Jahre Forschungsergebnisse, die ein neues Verständnis ermöglichen, warum dieses Spurenelement so bedeutend und unentbehrlich für normale Lebensprozesse ist und wie sich Störungen des Zinkstoffwechsels auf metabolische Krankheiten wie Diabetes mellitus auswirken.

ZINK, DIABETES UND OXIDATIVER STRESS

Ein Meilenstein in der Entwicklung der Krankheit und ein Grund für die Sterblichkeit sind die diabetischen Komplikationen in Nieren, Augen und Nerven, Gefäßveränderungen, die zu Amputationen, Herzkrankheiten und Gehirnschlägen führen, und eine Reihe weiterer Krankheiten, für die Diabetes mellitus ein Risikofaktor ist. Eine allgemeine biochemische Erscheinung ist der sogenannte oxidative Stress als Folge der erhöhten Glukosekonzentration (Glukosetoxizität). In physiologischen Konzentrationen wirkt Zink dem oxidativen Stress entgegen. Der oxidative Stress bei Diabetes mellitus ist sicherlich ein Grund für einen zellulären Zinkverlust und für eine Zinkumverteilung. So hat man beispielsweise bei Kindern mit Typ-1-Diabetes mellitus einen Anstieg an Zink im Gesamtblut/Erythrozyten gemessen, während Zink im Plasma, in den Blutplättchen und in den Leukozyten abnimmt. Im Verlauf von Typ-1- und Typ-2-Diabetes mellitus kommt es aufgrund erhöhter Zinkausscheidung durch den Harn zu einem Verlust von Zink, sodass bei den Patienten meist ein Zinkmangel vorliegt. Da Zinkmangel nicht nur eine Folge des oxidativen Stresses ist, sondern auch eine Ursache für oxidativen Stress sein kann, muss man sich natürlich fragen, inwieweit ein Zinkmangel an der Krankheitsentstehung beteiligt ist und schon im Vorstadium oder im Rahmen des metabolischen Syndroms eine Rolle spielt. Wenn sich dieser kausale Zusammenhang bestätigt, ist Zink für die Therapie und für die Vorbeugung wichtig.

ZINK UND SCHWANGERSCHAFT

In der Schwangerschaft und Stillzeit ist die Ernährungsweise von besonderer Wichtigkeit. Dabei geht es nicht nur um einen Kalorienmehrbedarf, der sich in der Schwangerschaft ergibt. Schwangere Frauen benötigen zudem mehr Folsäure, Jod, Fluorid, Eisen und Calcium. Aber auch der Zinkbedarf ist sowohl in der Schwangerschaft als auch in der Stillzeit erhöht. Eine Zinkarmut führt zur Schädigung des Heranwachsenden. Bereits in der Konzeptionsphase ist Zink faktisch unverzichtbar, weshalb Mediziner sowohl Frauen, die schwanger werden möchten, als auch Vätern eine erhöhte Zinkzufuhr empfehlen. Die Empfängnis ist bei Zinkunterversorgung erschwert. Außerdem ist die Bildung von Spermien zinkabhängig, Spermaflüssigkeit zählt zu den zinkreichsten Flüssigkeiten im menschlichen Organismus.

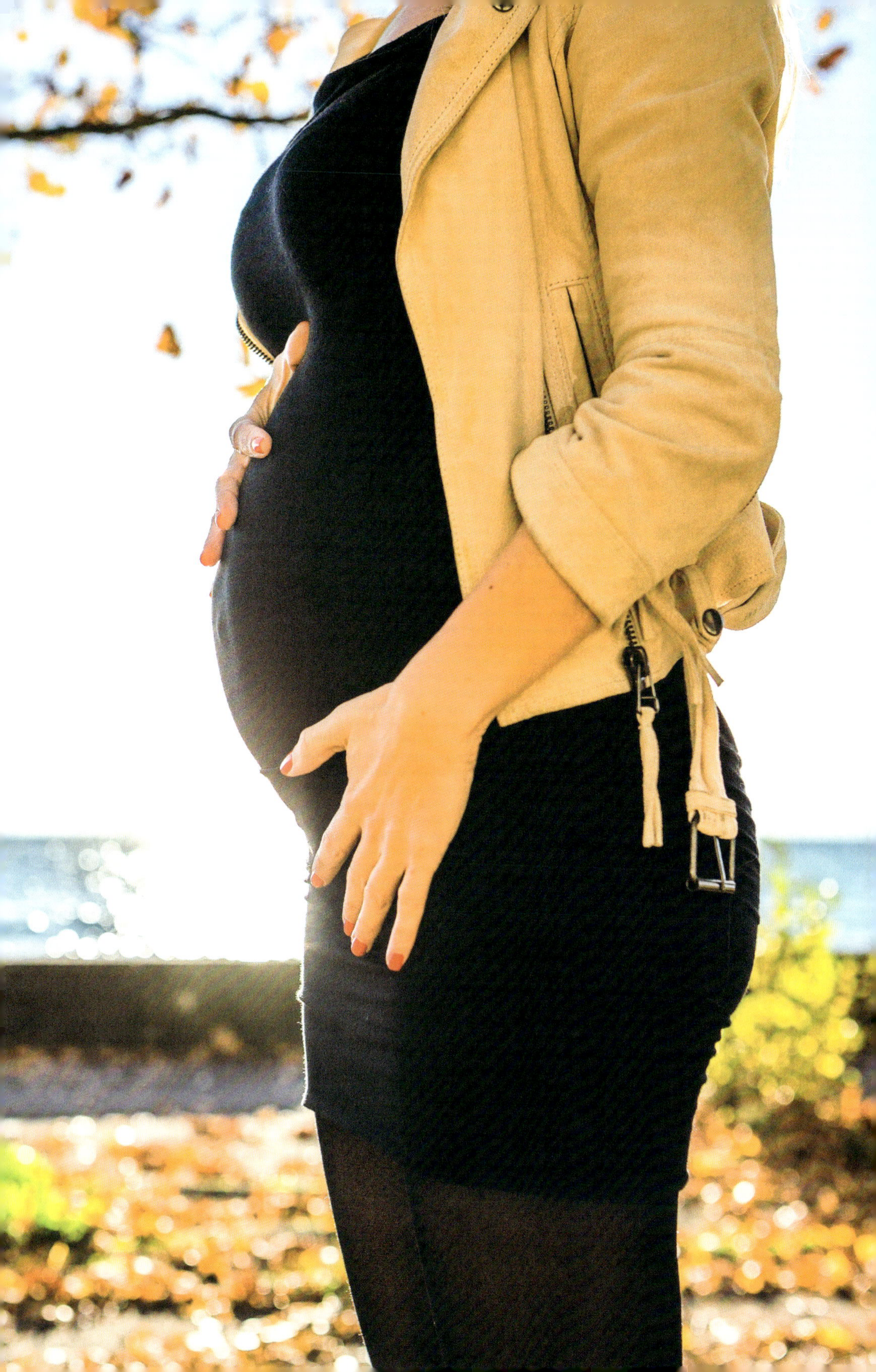

RICHTIG ESSEN UND TRINKEN IN DER SCHWANGERSCHAFT

Inzwischen ist wissenschaftlich gesichert, dass Schwangere und Stillende nicht für zwei essen müssen, sondern nur bestimmte Nahrungsinhaltsstoffe vermehrt benötigen. Nationale und internationale Fachgesellschaften empfehlen für Schwangere und Stillende eine vitamin- und mineralstoffreiche, aber fettarme Ernährung. Und das aus gutem Grund: Während der Schwangerschaft steigt der Nährstoffbedarf der werdenden Mutter dramatisch an, während sich der Energiebedarf nur leicht erhöht. Eine vollwertige Ernährungsweise mit einem hohen Anteil an Vollkornprodukten, Gemüse, Obst und fettarmen Milchprodukten, aber auch Seefisch ist während der neun Schwangerschaftsmonate und der Stillzeit das A und O. Die Erfahrung zeigt jedoch, dass selbst eine solche empfohlene Ernährungsweise mit gesunder Mischkost praktisch nie ausreicht, den erhöhten Bedarf der Schwangeren (und erst recht der Stillenden) mit Vitaminen, Mineralstoffe und vor allem dem Spurenelement Zink zu decken. Unter Ernährungsexperten setzt sich deshalb immer mehr die Auffassung durch, dass zumindest bestimmte Mineralstoffe und Vitamine während der Schwangerschaft gezielt verabreicht werden sollten. Allgemein anerkannt ist mittlerweile die Notwendigkeit einer Zufuhr von Jod, Folsäure (idealerweise bereits vor Eintritt der Schwangerschaft) und Eisen. Und auch Zink sollte von Schwangeren nach Rücksprache mit dem Gynäkologen täglich eingenommen werden. Das gilt umso mehr für schwangere und stillende Diabetikerinnen und Gestationsdiabetikerinnen.

ZINK – ELEMENTAR FÜR MUTTER UND FÖTUS

Seit Kurzem rückt ein weiteres Spurenelement ins Zentrum des medizinischen Interesses: Zink. Zink ist in allen Körperzellen enthalten und steuert die Funktion von mehr als 300 Enzymen. Das sind Eiweißstoffe, die an praktisch allen lebenswichtigen Prozessen in unserem Körper beteiligt sind. Zink ist damit für eine Vielzahl von lebenswichtigen Stoffwechselprozessen mit verantwortlich. In der Schwangerschaft und Stillzeit ist eine ausreichende Versorgung mit Zink für das Wachstum und die Entwicklung des Ungeborenen von entscheidender Bedeutung. Die Deutsche Gesellschaft für Ernährung (DGE) empfiehlt eine Tagesdosis von 7 mg für Frauen und 10 mg für Männer. Schwangere und Stillende haben einen noch höheren Bedarf an diesem Spurenelement (10 bis 11 mg täglich). In der Schwangerschaft und Stillzeit ist der Zinkbedarf erhöht. Und noch etwas kommt erschwerend hinzu: Besonders zinkreiche Nahrungsmittel wie etwa Innereien sind für Schwangere und Stillende wegen ihres Schwermetallgehalts nicht zu empfehlen. Für schwangere und stillende Frauen empfehlenswerte Lebensmittel wie Gemüse und Obst sind dagegen eher arm an Zink. Andere pflanzliche Nahrungsmittel wie Vollkorngetreide, Hülsenfrüchte oder Kleie verhindern sogar die Zinkaufnahme ins Blut. Zinkmangel in der Schwangerschaft und Stillzeit ist besonders dramatisch, weil er Mutter und Kind gleichermaßen schadet. Eine Unterversorgung mit Zink erhöht nicht nur das Risiko für Schwangerschaftskomplikationen wie Schwangerschaftsvergiftungen, vorzeitigen Blasensprung, Infektionen oder Störungen der Ei-Höhle und der Gebärmutter, sondern kann auch zu Störungen oder Fehlbildungen beim Fötus führen. Nach Grüngreiff und Mitarbeiter kann mäßiger chronischer Zinkmangel während der Schwangerschaft folgende Störungen der Entwicklung des Ungeborenen hervorrufen: Minderwuchs, verzögertes Knochenwachstum, gestörtes Tastempfinden, allgemeine Lethargie/Müdigkeit, Schwerhörigkeit und gestörte Abwehrfunktion. Schließlich gibt es Hinweise, dass bereits in dieser Lebensphase die Entwicklung zur späteren Hyperaktivität (»Zappelphilipp-Syndrom«) gelegt wird. In der Stillphase ist ein Zinkmangel ebenfalls kritisch.

VIELE STILLENDE LEIDEN UNTER ZINKMANGEL

Während der Stillzeit ist Zinkmangel ein häufiges Problem. Anders als in der Schwangerschaft ist in diesem Fall jedoch weniger das Kind als vielmehr die junge Mutter von der Unterversorgung betroffen. Nach der Geburt werden Zinkspeicher in Knochen und anderen Organen freigesetzt (sie wurden dafür während der Schwangerschaft angelegt) und zum Teil der Muttermilch zugeführt. Messungen ergaben, dass Tag für Tag etwa 1,7 mg Zink über die Muttermilch auf das Kind übergehen. Aus diesem Grund ist davon auszugehen, dass der gestillte Säugling ausreichend mit Zink versorgt ist, während die Elementspeicher der Mutter noch weiter verarmen. Daher sollten Stillende zusätzlich gezielt Zink einnehmen. Immer mehr Frauenärzte und Kinderärzte sprechen sich in diesem Zusammenhang dafür aus, während der gesamten Schwangerschaft und Stillzeit geeignete Zinkpräparate zu verwenden, um Mangelerscheinungen vorzubeugen. Das gilt ganz besonders dann, wenn es sich bei den betroffenen Frauen sowieso schon um Risikopatientinnen für einen Zinkmangel handelt. Das ist etwa bei Diabetikerinnen der Fall, bei denen die Zinkausscheidung über die Nieren im Vergleich zu gesunden Frauen bis zum Faktor 3 erhöht sein kann. Ferner sollte eine Zinkzufuhr auf jeden Fall bei allen Schwangeren mit einem vorhersehbaren Risiko für Schwangerschaftsvergiftungen, vorzeitigem Blasensprung und Wehentätigkeit erfolgen. Auch wenn während der Schwangerschaft erstmals Hautrötungen oder -entzündungen oder verstärkter Haarausfall auftreten, sollten diese als mögliche Anzeichen eines Zinkmangels gedeutet und entsprechend behandelt werden. Darüber hinaus ist zu diskutieren, ob Zink nicht im Sinne der Vorsorge grundsätzlich allen Schwangeren und Stillenden zugutekommen sollte.

HÖCHSTDOSIERT IST NICHT IMMER OPTIMAL DOSIERT!

Wichtig ist, dass durch eine gezielte Einnahme von Zinkpräparaten Risiken für Mutter und Kind abgewendet werden. Dafür sollte das Zink eine gute biologische Verfügbarkeit aufweisen. Das ist für organische Zinkverbindungen wie Zinkhistidin gegeben.

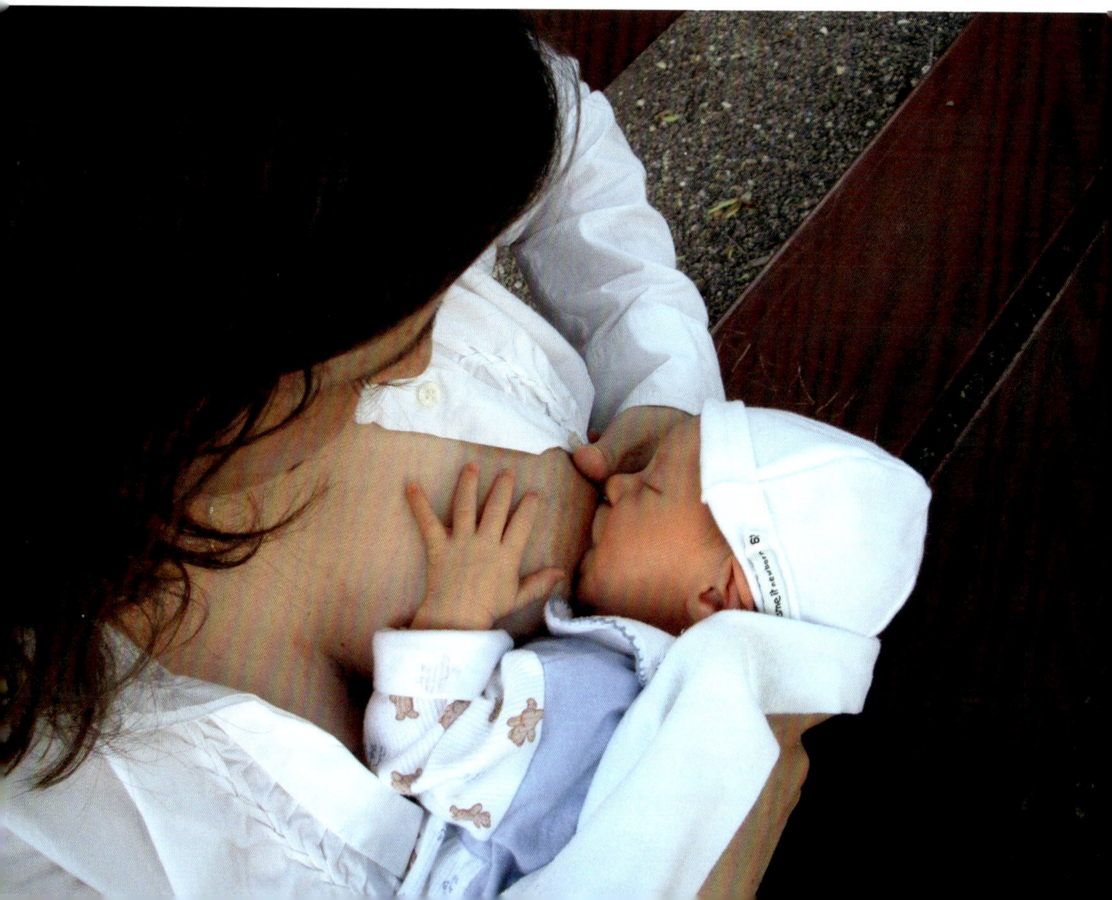

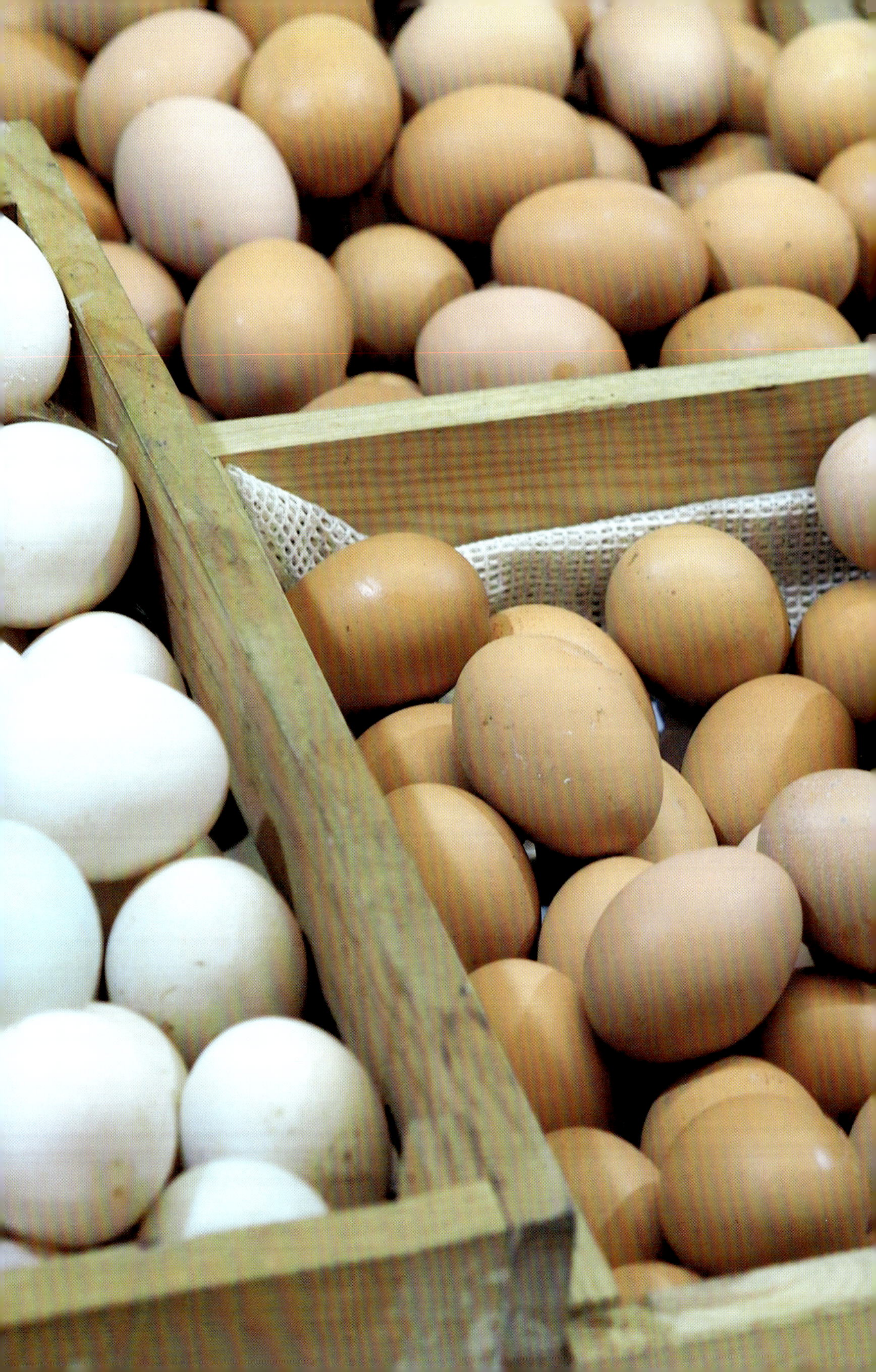

KAPITEL 3

DER BLUTZUCKERREGULATOR CHROM

Chrom ist ein essenzielles Spurenelement, das über die Nahrung oftmals in zu geringen Mengen aufgenommen wird. Als Bestandteil des Glukosetoleranzfaktors ist es wichtig für eine optimale Blutzuckerregulation. Im Gegensatz zu Deutschland ist es in vielen Ländern der Welt üblich, dass Diabetiker Chrom-Präparate einnehmen, um ihre Blutzuckerwerte zu optimieren. In der Apotheke gibt es verschiedene Präparate. Ich habe in meiner Praxis gute Erfahrungen mit Bio-Chrom Chromo-Precise von Pharmanord gemacht. Ich empfehle meinen Patienten täglich zwischen 1 und 3 Bio-Chrom ChromoPrecise Dragees einzunehmen. Das entspricht einer Chromzufuhr von 50 bis 150 Mikrogramm und ist ideal für alle Diabetiker.

CHROM IN DER ERNÄHRUNG

Anders als die essenziellen Spurenelementen Zink, Eisen, Selen oder Jod bleibt Chrom häufig unbeachtet, obwohl in zahlreichen wissenschaftlichen Studien spezifische Wirkungen des Chroms sowohl bei Gesunden als auch beispielsweise bei Diabetikern nachgewiesen werden konnten und Chrom offiziell als lebensnotwendig eingestuft wurde. Das heißt, der menschliche Organismus ist auf die täglich ausreichende Zufuhr von Chrom über die Nahrung angewiesen.

WIE VIEL CHROM BRAUCHEN WIR?

Der Gesamtbestand des Körpers beläuft sich auf etwa 5 Milligramm, davon ist der größte Teil in den Knochen, Zellen und Muskeln lokalisiert. Über die tägliche Zufuhr von Chrom über die Nahrung ist derzeit nur wenig bekannt. Den täglichen Chrombedarf für gesunde Erwachsene gibt die Deutsche Gesellschaft für Ernährung (DGE) mit 50 bis 200 µg an. Die tatsächliche Zufuhr, beispielsweise in den USA, liegt mit durchschnittlich 50 µg an der unteren Grenze dieser Empfehlungen. Die DGE schließt in ihren Empfehlungen aus dem Jahr 2000 für die Nährstoffzufuhr den Hinweis mit ein, dass bei einer gestörten Glukosetoleranz durch die Gabe von Chrom eine deutliche Verbesserung erzielt werden kann. Da die Chromversorgung über Nahrungsmittel in Deutschland im Durchschnitt leicht unter den erwünschten Werten liegt, ist eine Zufuhr über Chrompräparate sinnvoll. Diabetiker benötigen mehr Chrom als Gesunde, da sie das Spurenelement verstärkt über den Urin ausscheiden.

CHROM IN LEBENSMITTELN

Momentan ernähren wir uns allgemein nicht chromreich und viele Menschen leiden unter einer suboptimalen Chromzufuhr. Dadurch kann es sogar zu Chrommangel kommen. Zu den chromreichen Nahrungsmitteln zählen insbesondere Fleisch, Leber und Eier, aber auch Haferflocken, Tomaten, Kopfsalat, Kakao und Pilze. Die von der WHO (World Health Organization) festgelegte Bedarfsmenge von 20 µg pro Tag ist ausreichend, um Mangelsymptomen vorzubeugen. Bei Berücksichtigung der Körperspeicher und unter Einbeziehung einer Sicherheitszulage wird derzeit bei Gesunden eine Zufuhr von 50 bis 200 µg täglich empfohlen. Diabetiker sollten täglich zusätzlich 50 bis 150 Mikrogramm Chrom einnehmen.

WAS CHROM IM KÖRPER BEWIRKT

Das Spurenelement Chrom übt zahlreiche Funktionen im Körper aus. Unter anderem ist es in den Kohlenhydratstoffwechsel involviert. In den letzten Jahren stellte sich außerdem heraus, dass Chrom auch antioxidative Eigenschaften hat. Wird dem Körper zu wenig Chrom zugeführt, können verschiedene Symptome wie eine gestörte Glukoseverwertung, Insulinresistenz, Gewichtsverlust oder Bewegungsstörungen auftreten. Des Weiteren beobachteten Wissenschaftler in diesem Zusammenhang einen Anstieg der Blutfettwerte. Nach Chromsubstitution dagegen konnte eine Verbesserung der Kohlenhydratverwertung sowie der aus einem Chrommangel resultierenden Symptome aufgezeigt werden. Zudem gibt es wissenschaftliche Untersuchungen, die belegen, dass Chrom bei der Gewichtsreduktion helfen kann.

NUR DREIWERTIGES CHROM IST UNBEDENKLICH

Chrom ist selbst bei Verzehrmengen über 200 µg/d ungefährlich. In vielen Toxizitätsstudien, in denen die Aufnahme abnorm hoher Chrom-Mengen und deren Wirkung auf den Körper untersucht wurden, konnten keine Vergiftungserscheinungen beobachtet werden. Jedoch bezieht sich dies nur auf das in der Natur vorkommende dreiwertige Chrom. Dagegen ist das als Bestandteil von Arbeits-Chemikalien bekannte sechswertige Chrom hochgiftig und zählt zu den krebsauslösenden Substanzen.

ORGANISCHE CHROMHEFE ZUR KONTROLLE DES BLUTZUCKERSPIEGELS

In meiner Praxis empfehle ich Diabetikern grundsätzlich eine ausreichende Chromzufuhr von 50 bis 200 Mikrogramm am Tag. Bei vielen Diabetikern ist auch die zusätzliche Einnahme von Chrom-Präparaten sinnvoll. Diese Einnahme sollte nur nach Absprache mit dem Arzt erfolgen. Das Spurenelement Chrom ist an vielen verschiedenen Stoffwechselprozessen beteiligt. Besonders wichtig ist Chrom für die Blutzuckerregulation und die Aufrechterhaltung eines normalen Blutzuckerspiegels.

Bei der Aufnahme von Traubenzucker (Glukose) aus dem Blut in die Zellen des Körpers spielt Chrom eine bedeutende Rolle, die von vielen Ärzten unterschätzt wird. Chrom ist Bestandteil des sogenannten Glukosetoleranzfaktors, der heute als Chromodulin bezeichnet wird. Das Chromodulin ist ein Zell-Botenstoff, der die Aufnahme von Glukose aus dem Blut in die Zellen unterstützt. Er hilft also bei der Senkung des Blutzuckerspiegels und trägt zur Aufrechterhaltung eines normalen Blutzuckerspiegels bei.

Wie alle Mineralstoffe ist auch für das Spurenelement Chrom wichtig, dass anorganische Verbindungen schlecht verwertet werden. Eine optimale Bioverfügbarkeit weist Chrom-Hefe auf. Organische ChromoPrecise-Hefe hat eine hohe Bioverfügbarkeit und trägt im Vergleich zu Chromchlorid oder Chrompicolinat am besten zu einer hervorragenden Chromversorgung bei. Nach Angaben der Europäischen Behörde für Lebensmittelsicherheit (EFSA) wird ChromoPrecise zehnmal besser aufgenommen als synthetische Chromquellen wie beispielsweise Chrompicolinat oder Chromchlorid. ChromoPrecise wird als einzige Chrom-Hefe zur Blutzuckerstabilisierung von der EFSA (Europäische Behörde für Lebensmittelsicherheit) eingestuft.

CHROM KONTRA ZUCKER – STUDIENERGEBNISSE

Seit vielen Jahren wird die Wirkung von dreiwertigem Chrom auf Diabetes mellitus erforscht. Zahlreichen Untersuchungen zufolge ist bei einer Chromzufuhr unter 20 µg im Durchschnitt die Glukosetoleranz gestört. Die genauen Mechanismen sind jedoch bis heute nicht bekannt. Es wird vermutet, dass Chrom als Bestandteil des Glukosetoleranzfaktors an der Blutzuckerregulation beteiligt ist. Dieser Faktor dient dem Einbau der Glukose in das Speicherkohlenhydrat Glykogen, den Energiespeicher der Leber und der Muskulatur. Zudem erhöht Chrom die Wirksamkeit des körpereigenen Insulins bei Altersdiabetes (Typ-2-Diabetes mellitus). Als Mechanismus wird eine durch Chrom verbesserte Insulinwirkung in den Zellen vermutet. Dadurch wird die Blutzuckerregulation positiv beeinflusst.

In Studien zeigt sich der wichtige Effekt von Chrom immer wieder und vor diesem Hintergrund ist es unverständlich, warum nicht alle Diabetiker in Deutschland ihre Blutzuckerregulation durch die Einnahme von Chrom optimieren. Eine Untersuchung mit Chrom kommt zum Ergebnis, dass nach einer zweiwöchigen Einnahme von 30 µg Chrom am Tag eine signifikante Verringerung der Insulinresistenz festgestellt

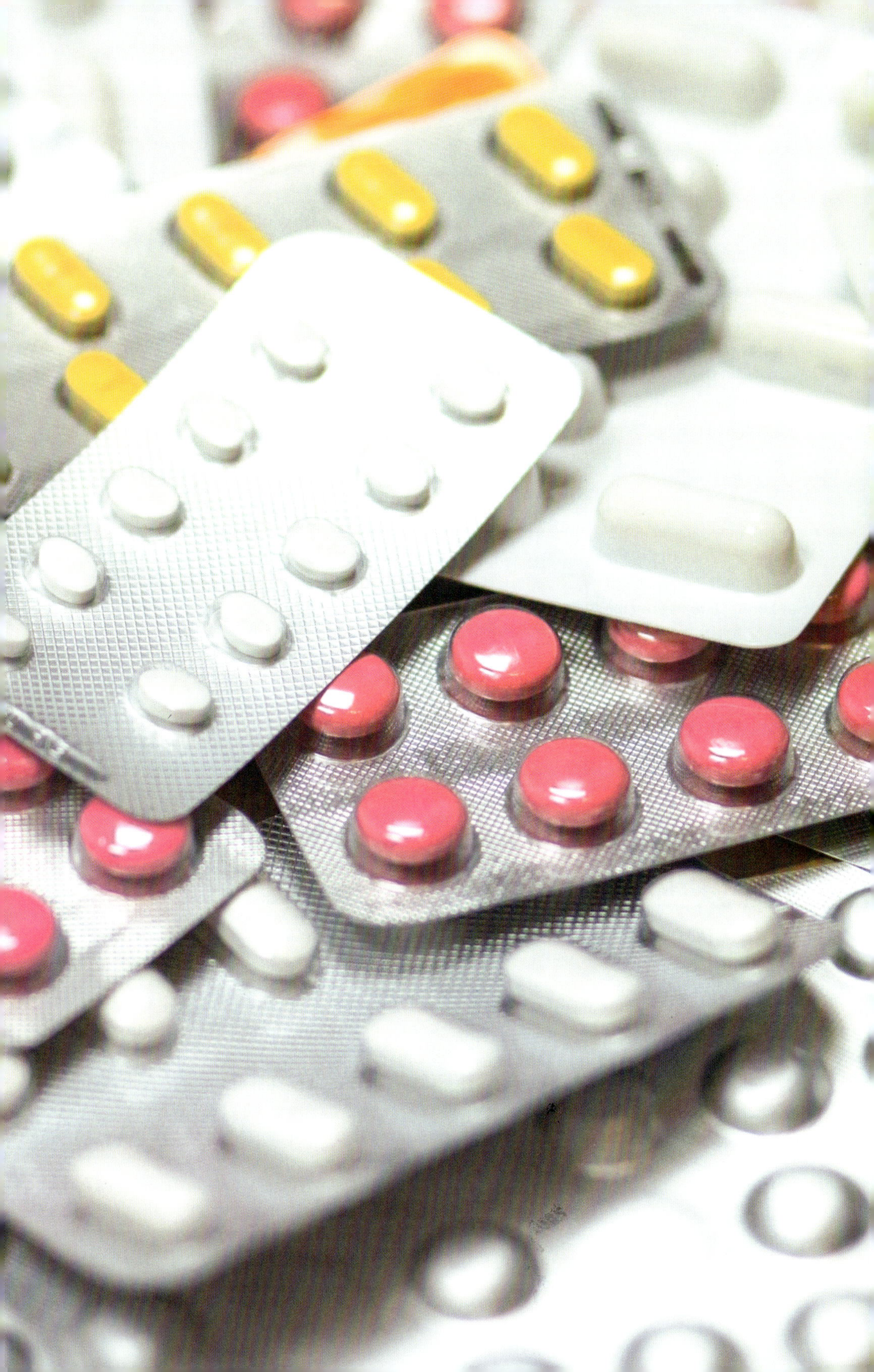

werden konnte. Damit trägt Chrom also zur verbesserten Insulinwirkung bei. Eine Publikation in der renommierten Diabetesfachzeitschrift der Welt beinhaltet die Aussage zu einer Studie, die aufhorchen lässt: Nach einer zweiwöchigen Einnahme von Chrom wurden die Anzeichen und Symptome der Diabetes mellitus verbessert, sowie ein deutlich verbesserter glykämischer Status – also Blutzuckerspiegel – und ein reduzierter Insulinbedarf festgestellt. Vor dem Hintergrund extrem vieler positiver Studienergebnisse zu Chrom empfehle ich allen meinen Patienten die Einnahme eines Chrompräparates.

CHROMMANGEL FÖRDERT INSULINRESISTENZ

In verschiedenen Tierstudien wiesen Forscher nach, dass ein Mangel an Chrom in einer Insulinresistenz enden kann. Auch bei Typ-2-Diabetikern scheint ein Zusammenhang zwischen der Chromzufuhr über die Nahrung und dem Auftreten einer Insulinresistenz zu bestehen.

Wissenschaftliche Studien der vergangenen Jahre beschäftigten sich vorrangig mit Chrom und seinen Auswirkungen auf die Insulinresistenz bei Diabetikern. Neuere Untersuchungen gehen davon aus, dass durch die erhöhte Ausscheidungsrate von Chrom bei Typ-1- und Typ-2-Diabetikern Chrom in das komplexe Geschehen der Kohlenhydratverwertung im Körper involviert ist. In einer kürzlich veröffentlichten Zusammenfassung über die erhöhte Zufuhr von Chrom bei Diabetes-Typ-2-Patienten stellte sich heraus, dass die Chromsupplementation über sechs Monate mit einer Verbesserung des Chromstatus einherging (siehe nachfolgende Tabelle). Demnach stieg die Plasmakonzentration an Chrom nach der Gabe von 400 µg kontinuierlich an. Auch die Ausscheidung von Chrom über die Nieren verschob sich wieder in den Normalbereich. Da praktisch alle Diabetiker unter einer mehr oder weniger ausgeprägten Insulinresistenz leiden, sollten sie ihre Chromaufnahme optimieren und täglich Chrom-Präparate einnehmen, wenn sie nicht optimal versorgt sind.

WIRKSAMKEIT EINER CHROMEINNAHME

Chromstatus	Plasma-Chrom (Mmol/1)	Urin-Chrom (ng/mg Creatinin)
vor Chromsupplementation	16,5	0,15
nach Chromsupplementation	17,8	1,28

WIRKSAM ALS RADIKALFÄNGER

In der vorher genannten Studie konnte zudem aufgezeigt werden, dass Chrom aufgrund seiner antioxidativen Fähigkeiten im menschlichen Organismus als Radikalfänger wirksam ist und somit bei Typ-2-Diabetikern, die vermehrt oxidativem Stress ausgesetzt sind, von Vorteil ist. Nach der sechsmonatigen Chromsupplementation war die Rate der Lipidperoxidation (TBARS), das Maß für den oxidativen Stress, relevant vermindert (siehe Tabelle). Die genauen Mechanismen, wie Chrom seine antioxidativen Fähigkeiten ausübt, sind bis heute jedoch nicht vollständig aufgeklärt.

VERBESSERTE RADIKALABWEHR DURCH CHROM

Chromstatus	TBARS 1
vor Chromsupplementation	3,31
nach Chromsupplementation	2,86

Eine 2013 in einer renommierten Fachzeitschrift veröffentlichte Studie mit insulinpflichtigen Typ-2-Diabetikern zeigte, dass die Gabe von täglich 2 Dragees Bio-Chromo ChromoPrecise innerhalb von acht Wochen die Nüchternblutzuckerwerte und den Langzeitwert HbA1c deutlich senkt. Nach Absetzung von Bio-Chromo Dragees erhöhten sich der Nüchternblutzuckerwert und der Langzeitwert HbA1c wieder. Die Forscher folgerten aus ihren Ergebnissen, dass Chrom die Blutzuckerwerte optimiert. Zudem sank unter der Chromtherapie (täglich 100 Mikrogramm Chrom) der bei Diabetikern häufig erhöhte Triglyzeridspiegel im Blut. Der Fettgehalt im Blut nahm also ab. Eine Vielzahl von Studien zeigt, dass die Gabe von Chrom bei Diabetikern die Blutzuckerwerte optimiert und die Insulinresistenz bekämpft.

RADIKAL-ANGRIFF STÖRT INSULINWIRKUNG

Der Anstieg der Lipidperoxidation steht häufig in Zusammenhang mit einer gestörten Insulinwirkung. Chrom, das die Konzentration von zirkulierendem Insulin verringert, vermag die Lipidperoxidation durch eine Beeinflussung des Glukose-Insulin-Systems zu senken. In Tierstudien konnte aufgezeigt werden, dass Chrom vor oxidativer Schädigung durch bestimmte Substanzen schützt. Nach Chromgabe verminderte sich die Lipidperoxidation in Ratten-Leberzellen. Die in verschiedenen Untersuchungen aufgezeigte Verhinderung der Entstehung einer Insulinresistenz bei Diabetikern durch Chrom wird auf die Interaktion von die Insulinempfindlichkeit beeinflussenden Substanzen und Antioxidantien zurückgeführt. Die Insulinresistenz ist immer auch verbunden mit einem Anstieg des oxidativen Stresses und der Bildung freier Radikale. Ein Maß für den oxidativen Stress und die Bildung freier Radikale ist die Plasmakonzentration von TBARS sowie die Aktivität von Enzymen, die freie Radikale vernichten. Chrom zeigte in diesen Studien sowohl einen Effekt auf TBARS als auch auf die antioxidativen Enzyme.

DIABETIKER VERLIEREN MEHR CHROM

Der Wissenschaftler Morris und seine Mitarbeiter fanden heraus, dass die Plasmakonzentrationen von Chrom bei Typ-2-Diabetikern mit Insulinresistenz um bis zu 33 Prozent vermindert waren. Dagegen war die Ausscheidung mit dem Urin deutlich erhöht. Dies lässt auf eine Störung der normalen Chromverteilung im Vergleich von Diabetikern und Gesunden schließen. Morris entdeckte dabei, dass nach der Verabreichung von Glukose die Plasmakonzentration von Chrom deutlich sank, die Ausscheidung mit dem Urin dagegen relevant anstieg. Diese Ergebnisse zeigen deutlich, dass Chrom in den Kohlenhydratstoffwechsel und die Blutzuckerregulation involviert ist. Daher empfehle ich meinen Diabetes-Patienten täglich 50 bis 150 Mikrogramm Chrom (beispielsweise Bio-Chromo Dragees) einzunehmen.

TESTS MIT VERSCHIEDENEN CHROMVERBINDUNGEN

Chrom scheint in Verbindung mit Nicotinsäure (der Vorstufe des Vitamins Niacin) einen wichtigen Einfluss auf den Glukosestoffwechsel bei Typ-2-Diabetikern auszuüben. Auch für Chromchlorid konnte eine positive Beeinflussung der Glukosekonzentration sowie der Insulinwirkung bescheinigt werden, wie die Forscher R. Riales und M. Albrink herausfanden. Im Tierversuch wurden eine verminderte Glukosetoleranz und ein um 50 Prozent reduzierter Einbau von Glukose in das Muskel-und Leberglykogen (= Speicherform von Glukose) bei Chrommangel nachgewiesen. Chrom muss offenbar zugegen sein, damit Insulin seine Wirkung am Insulinrezeptor der Zelle entfalten kann. In weiteren Untersuchungen konnten die Blutglukoseeinstellung und der Langzeitparameter HbAlc bei Diabetikern durch eine tägliche Gabe von $HbA1_c$ Chrom deutlich verbessert werden. Neben Zink, Chrom und verschiedenen Vitaminen ist auch das Gewürz Zimt sehr wichtig für Diabetiker.

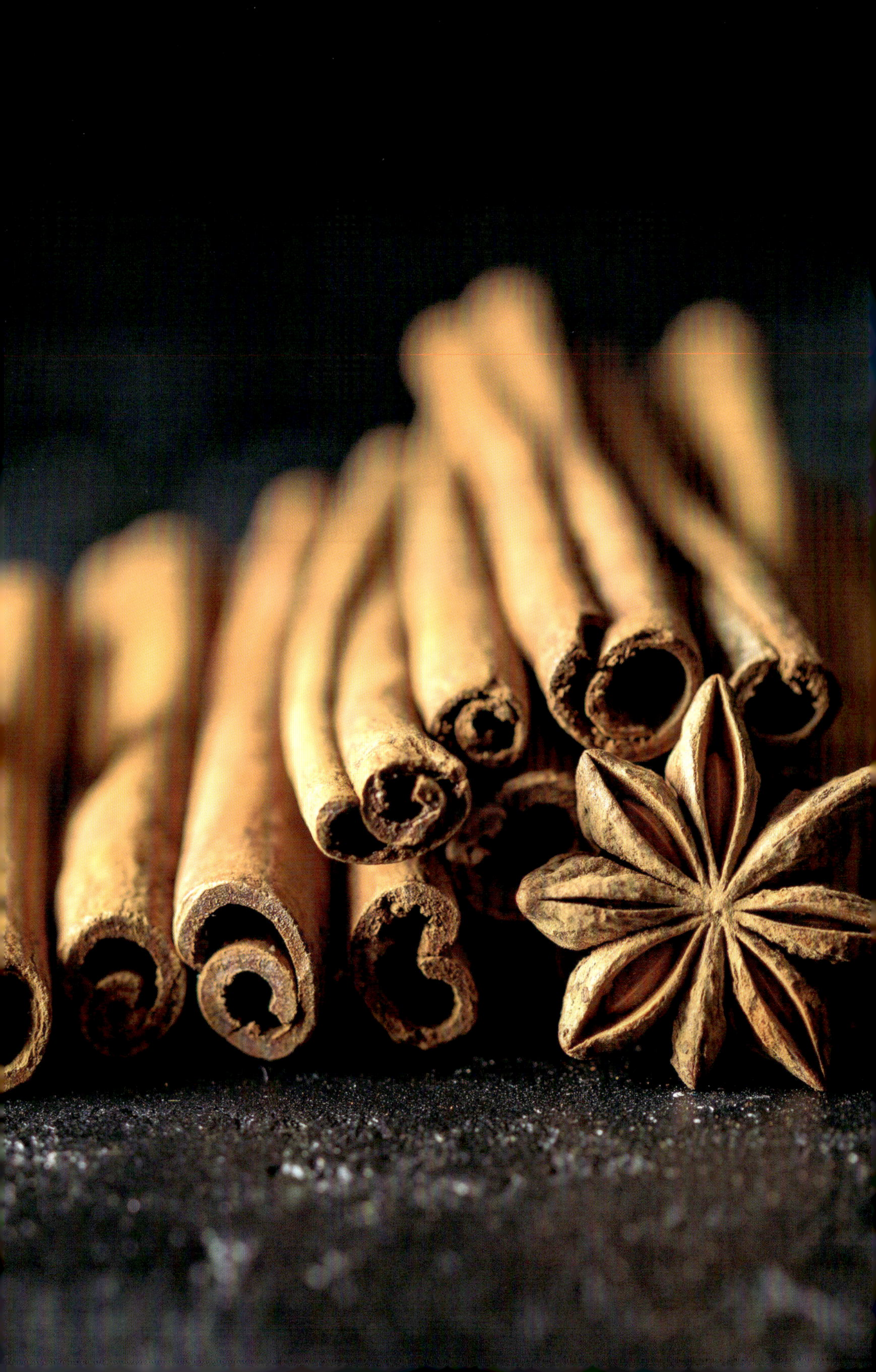

KAPITEL 4

EIN BLUTZUCKERSENKENDES GEWÜRZ: ZIMT

Das klassische Weihnachtsgewürz Zimt erlebte in den letzten Jahren einen Boom in der Diabetestherapie. Zahlreiche Studien konnten beweisen, dass bestimmte Substanzen im Zimt den Blutzucker relevant senken können. Inzwischen hat man Zimtsorten entdeckt und Zimtpräparate entwickelt, die cumarumfrei, also ungiftig, sind.

ZIMT – AROMATISCH UND HEILKRÄFTIG

Zimt gehört zu den ältesten Gewürzen der Welt und gilt hierzulande als typisches Weihnachtsgewürz. Verwendet wird Zimt in Stangenform oder als Pulver zum Würzen von exotischen Gerichten, Süßspeisen, Kompotten, Gebäck sowie zum Aromatisieren von Getränken wie beispielsweise Glühwein, Likör, Punsch oder Tee. Zimt ist auch in Currypulver, in Leberwurstgewürz und in Lebkuchengewürz vertreten.

ZIMT – VIELSEITIG UND HEILSAM

Zimt – ein beliebtes Gewürz für süße und pikante Gerichte. Doch Zimt kann noch mehr: Es hilft auf natürliche Weise, den Blutzucker zu senken. Ergänzend zur normalen Diabetestherapie kann die Gabe von Zimt bei Typ 2 Diabetikern den Nüchtern-Blutzuckerspiegel um 9,2 Prozent, den Langzeitparameter HBA1c um 6,1 Prozent und den Fettspiegel im Blut (Triglyzeride) um mehr als 15 Prozent reduzieren.

EIN GEWÜRZ MACHT GESCHICHTE

Wussten Sie, dass Zimt zu den ältesten bekannten Gewürzen der Welt zählt? Bereits ab 4500 vor Christus wurde Zimt in China als Gewürz aber auch als Heilmittel verwendet. Die Ägypter balsamierten ihre Mumien damit ein und in der Bibel steht geschrieben, dass Cassia-Zimt, ins Trinkwasser gegeben, darin enthaltene Krankheitserreger vernichtet. Die moderne Wissenschaft bestätigt diese Annahme inzwischen. Im gesamten asiatischen Raum erfreute sich Zimt vor allem wegen seiner Duftstoffe großer Beliebtheit. Doch seit wann ist den Europäern dieses aromatische Würzmittel bekannt? Erst der Portugiese Vasco da Gama brachte das exotische Gewürz im Jahre 1502 nach Europa. In Europa galt Zimt während des 16. bis 18. Jahrhunderts als eines der teuersten und kostbarsten Gewürze überhaupt. Der Augsburger Kaufmann Anton Fugger verbrannte 1530 die Schuldscheine Karls V. vor dessen Augen in einem Feuer aus Zimtstangen, um ihm damit seinen Reichtum und die Erlassung seiner Schulden zu demonstrieren. Von Kaiser Nero ist bekannt, dass er mit Zimt verschwenderisch umging: Er soll zu Ehren seiner verstorbenen Gattin Poppaea ein Zimtfeuer in Rom entfacht haben.

ZIMT ALS GEWÜRZ – NICHT NUR ZUR WEIHNACHTSZEIT!

Als Gewürz wird Zimt in Form von Stangen oder Pulver vor allem zum Würzen von exotischen Gerichten, aromatisieren von Glühwein, Punsch und Likör verwendet. Zusammen mit Nelken und Muskat darf das aromatische Gewürz weder beim Glühwein, noch bei Bratäpfeln fehlen. Und ohne Zimt gäbe es auch keine Zimtsterne und viele andere Kekse und Backwaren sind ohne Zimt nicht zu denken. Zimt verleiht auch Lamm, Geflügel- und Schweinefleisch oder Fisch eine süßlich-scharfe Note. Selbst als Zusatz zu Tomatensuppe oder Nudelsauce ist Zimt geeignet – es ist also weit mehr als ein »süßes« Gewürz. Sie können täglich ohne weiteres größere Mengen Zimt mit leckeren Gerichten zu sich nehmen! Die US-Amerikaner sind echte Zimtfreaks. Bei ihnen gibt es sogar Zimt-Restaurants und in vielen Gerichten steckt das braune Gold.

BAUMRINDE AUS FERNEN LÄNDERN

Als Zimt bezeichnet man die getrocknete Rinde von Zweigen des Zimtbaums, der zur Familie der Lorbeergewächse zählt. Es gibt drei Nutzarten:

- Ceylon-Zimt (Cinnamomum zeylanicum): Der Ceylon-Zimt stammt aus Sri Lanka, dem früheren Ceylon, sowie dem südlichen Indien. Er wird auf den Seychellen, auf Madagaskar, Martinique, Jamaika, Cayenne und in Brasilien angebaut.
- China-Zimt (Cinnamomum aromaticum): Der China- oder Cassia-Zimt stammt aus Südchina. Außerdem ist er in Vietnam, Sumatra, Java und Japan zu finden.
- Padang-Zimt (Cinnamomum burmanii): Der Padang-Zimt ist in Indonesien beheimatet. Zu seinen Hauptanbaugebieten zählt vor allem Sumatra.

Sowohl für Gewürzexperten und Feinschmecker als auch für Forscher, die sich auf Diabetes mellitus und andere durch Zimt beeinflussbare Krankheiten spezialisiert haben, ist der Ceylon-Zimt die erste Wahl. Er hat einen süßlich und feurig brennenden Geschmack. Zudem enthält Ceylon-Zimt keine Cumarine. Sie können ihn täglich ohne Risiko auch in größeren Mengen (1 Teelöffel ist kein Problem) essen.

WIE ZIMTGEWÜRZ GEWONNEN WIRD

Bei der Zimternte werden die meist zweijährigen Schösslingszweige vom Zimtbaum abgeschnitten. Die Rinde dieser Schösslinge wird geringelt, geschlitzt und vom Holz abgezogen. Anschließend werden die äußeren Korkschichten und Primärrinden entfernt, sodass nur eine dünne Innenrinde zurückbleibt. Je dünner die Rinde geschabt wird, desto feiner und aromatischer entwickelt sich der Geschmack. Mehrere der so erhaltenen Innenrinden werden ineinander geschoben und getrocknet. Durch das Trocknen rollt sich die Rinde stark ein. Diese etwa ein Zentimeter dicken röhrenförmigen Stangen, bei uns auch als sogenannte Quills bekannt, werden auf zehn Zentimeter Länge gekürzt und gelangen so als Zimtstangen oder pulverisiert als Zimtpulver in den Handel.

WIE WIRD ZIMT GEWONNEN?

Verwendet wird in der Regel die getrocknete Rinde (lateinisch: Cortex Cinnamomi) des immergrünen Ceylon-Baums der Gattung Cinnamomum. Zur Zimtgewinnung werden von den in Kulturen angebauten Zimtbäumen in Abständen von ein bis zwei Jahren die Schösslinge abgeschnitten, deren Rinde geringelt, geschlitzt und vom Holz abgezogen. Von den 30 bis 100 cm langen Rindenstücken werden durch Abschaben die äußeren Korkschichten und Primärrinden entfernt. Die übrig gebliebenen Innenrinden trocknen anschließend zuerst im Schatten und dann in der Sonne. In dieser Zeit rollen sie sich zu den so genannten »quills« – den uns bekannten Zimtstangen – zusammen und bekommen ihre typisch gelblich-zimtbraune Farbe. Gewürzexperten und Feinschmecker schätzen den Ceylon-Zimt sehr. Je dünner die Rinde des Ceylon-Zimts geschabt wird, desto feiner und aromatischer ist er. Das Gewürz schmeckt dann süßlich und feurig-brennend zugleich.

WAS IM ZIMT ENTHALTEN IST

- Zimt enthält bis zu vier Prozent ätherische Öle sowie Gerbstoffe und Stärke.
- Das Zimtaroma beruht im Wesentlichen auf dem Zimtaldehyd, welches im ätherischen Öl der Rinde mit bis zu 80 Prozent enthalten ist. Im Zimtöl ist jedoch auch noch eine Vielzahl an Substanzen wie beispielsweise Eugenol, Safrol, Linalool und Campher enthalten.
- Zimt enthält darüber hinaus das Polyphenol Methyl-Hydroxy-Chalcone-Polymer (MHCP), welches nach neuesten Studien eine positive Wirkung auf den Blutzuckerspiegel von Typ-2-Diabetikern ausübt. Typ-1-Diabetiker und Menschen, die Diabetes mellitus vorbeugen möchten profitieren von Zimt

EIN GEWÄCHS MIT EXOTISCHER HERKUNFT: DER ZIMTBAUM

Der Gewürzhandel unterscheidet zwischen dem in Sri Lanka beheimateten Ceylon-Zimtbaum Cinnamomum zeylanicum, dem aus China stammenden Cassia-Zimtbaum Cinnamomum aromaticum sowie dem in Indonesien beheimateten Padang-Zimtbaum Cinnamomum burmani.

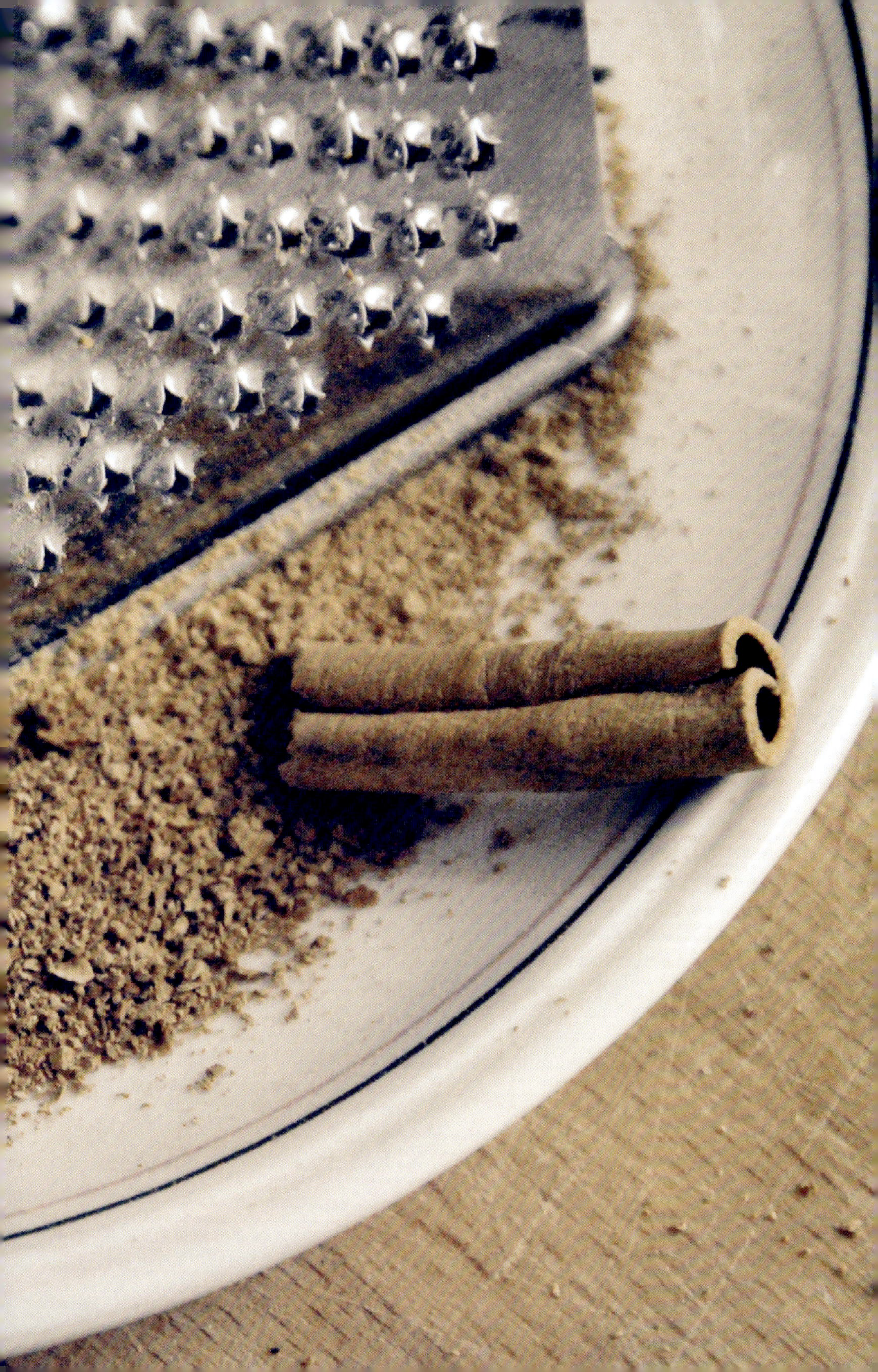

Alle gehören zur Familie der Lorbeergewächse. Im Gegensatz zu den chinesischen Sorten, die etwas herber schmecken, ist Ceylon-Zimt hoch aromatisch und etwas süßlich im Geschmack. Die bis zu 20 Meter hohe Pflanze wird auch in Indien, Malaysia, Madagaskar, Jamaika, Brasilien und Mauritius angebaut. Chinesischer Zimt stammt aus dem südlichen China und ist heute in Vietnam, Sumatra und Japan zu finden.

DER FEINE UNTERSCHIED

Die Qualitätsbestimmung des Zimts richtet sich jeweils nach der Farbe und der Feinheit der Rinde und wird in sogenannten ***Ekelle*** *ausgedrückt.*

Die unterschiedlichen Handelssorten unterscheiden sich quantitativ und qualitativ in der Zusammensetzung des ätherischen Öls und sonstiger Bestandteile. In verschiedenen Studien wurde bewiesen, dass für Diabetiker alle Zimtarten geeignet sind. Die Wirksamkeit von China- und Ceylon-Zimt scheint jedoch, wie der renommierte Pharmakologe Prof. Dr. Eugen Verspohl von der Universität Münster 2005 feststellte, besonders ausgeprägt zu sein. Ich empfehle meinen Patienten Ceylon-Zimt.

EINZIGARTIG ZIMT: DIE ÄTHERISCHEN ÖLE

Der typische Zimtgeruch entsteht durch ätherische Öle, die bis zu vier Prozent des Gewürzes ausmachen. Zu den wichtigsten Inhaltsstoffen des im Ceylon-Zimt enthaltenen ätherischen Öls zählen: Zimtaldehyd (65 bis 80 Prozent), Eugenol, Monoterpene, geringe Mengen Zimtsäure, Methoxyzimtaldehyd und kondensierte Gerbstoffe. Dagegen besteht das ätherische Öl des Cassia-Zimts aus folgenden Inhaltsstoffen: Zimtaldehyd (90 Prozent) sowie geringe Mengen an Zimtsäurederivaten, Cumarin und Polyphenolen (Catechine). Die anderen Zimtsorten sind ähnlich zusammengesetzt.

ZIMT HILFT BEI DIABETES MELLITUS

In den letzten Jahren machte Zimt vor allem aufgrund seiner blutzuckersenkenden Wirkung auf sich aufmerksam. In der internationalen wissenschaftlichen Literatur (Khan, 2003; Mahpara, 2004) und in der Presse wird regelmäßig über einen positiven Einfluss von Zimt auf den Blutzuckerspiegel berichtet. Seitdem nehmen immer mehr Diabetiker – auch in Deutschland – täglich Zimt ein.

IMMER MEHR STUDIEN BESTÄTIGEN: ZIMT REGULIERT DEN BLUTZUCKER

Der amerikanische Forscher Richard A. Anderson stellte zusammen mit Wissenschaftlern der Universität Peshawar in Pakistan in einer Studie fest, dass bei Typ-2-Diabetikern nach der Verabreichung von Zimt der Glukosegehalt im Blut (= Blutzucker) deutlich sank. Dies war bei einer Placebo-Gruppe, also Personen, die keinen Zimt verabreicht bekamen, nicht der Fall. Ein täglicher Verzehr von Zimt könnte somit die Risikofaktoren für Diabetes mellitus Typ 2 und Herz- und Gefäßerkrankungen reduzieren.

VERSUCHE MIT ZIMTEXTRAKTKAPSELN

Inzwischen liegen aktuelle Studienergebnisse auch aus Deutschland vor. Durch eine Studie der Universität Hannover von Prof. Dr. Andreas Hahn an 65 Diabetes-Typ-2-Patienten wurde nachgewiesen, dass der regelmäßige Verzehr von Zimtextraktkapseln den Nüchtern-Blutzuckerspiegel selbst bei medikamentös gut eingestellten Diabetikern noch um gut 10 Prozent senken kann. Die Kapseln haben den Vorteil, dass sie geschmacksneutral und gut verträglich sind.

WEITERE WIRKUNGEN VON ZIMT

Verschiedene Studien ergaben außerdem, dass die ätherischen Öle des Zimts das Wachstum von Pilzen und Bakterien hemmen. In einer israelischen Untersuchung wurde nachgewiesen, dass Zimt in der Lage ist, das Wachstum von Heliobacter pylori, dem zweithäufigsten Auslöser der Gastritis (Magenschleimhautentzündung), effektiv zu hemmen. Die Einnahme von Zimt wird bei folgenden Störungen des Verdauungsapparats empfohlen:

- » Appetitlosigkeit, leichte krampfartige Beschwerden im Magen-Darm-Bereich, Völlegefühl, Blähungen.
- » Als Dosierung wird in diesen Fällen eine Tagesdosis von zwei bis vier Gramm Zimt empfohlen.

- Zimt wirkt außerdem kreislaufanregend, ist wohltuend bei Husten und Heiserkeit und hilft gegen besonders starke Menstruationsblutungen.
- Äußerlich angewendet lindert Zimt in warmen Wickeln Gelenkentzündungen, Sportverletzungen und rheumatisch entzündliche Beschwerden.

ZIMT SENKT DEN CHOLESTERINSPIEGEL ...

Die Studien von Prof. Dr. Richard A. Anderson berichten von einer cholesterinsenkenden Wirkung verschiedener Zimtinhaltsstoffe. In einem Tierversuch wurde nachgewiesen, dass mit Cholesterin und Zimtextrakt gefütterte Tiere einen deutlich höheren Gehalt an gesundheitsförderlichem HDL-Cholesterin im Blut aufwiesen als die Vergleichstiere. Die Konzentrationen von Gesamtcholesterin und Gesamtfett waren bei ihnen niedriger als bei der Kontrollgruppe. Auch bei Typ-2-Diabetikern konnte Professor Anderson die Cholesterinspiegelsenkenden Effekte nachweisen.

... UND WIRKT ALS RADIKALFÄNGER

Taiwanische Wissenschaftler stellten bei einigen Substanzen des ätherischen Öls im Zimt eine höhere antioxidative Wirkung als bei Vitamin E fest. Aus einer Studie von 2006 geht hervor, dass der Konsum von Zimt-Tee bei den Teilnehmern im Vergleich zu einer Kontrollgruppe eine Erhöhung der antioxidativen Wirkung und eine gleichzeitige Abnahme der Fettoxidation im Körper hervorrief. Aufgrund seiner Wirksamkeit gegen oxidativen Stress kann Zimt somit zur Linderung etlicher Krankheiten wie etwa Herz-Kreislauf-Erkrankungen eingesetzt werden. Eine therapeutische Behandlung mit Zimtextrakt sollten Sie jedoch ohne ärztliche Begleitung nicht durchführen und keinesfalls als Therapieersatz betrachten. Aus ernährungsmedizinischer Sicht ist es in jedem Fall sinnvoll, täglich ein Gramm Zimt aufzunehmen! Für Diabetiker ist die Kontra Zucker-Wirkung von besonderer Wichtigkeit!

ZIMT KONTRA ZUCKER – STUDIENERGEBNISSE

Zimt wird schon seit Jahrhunderten als Heilmittel verwendet, denn die darin enthaltenen ätherischen Öle wirken antibakteriell, desinfizierend und entzündungshemmend. Zimt hilft gegen Appetitlosigkeit und Verdauungsbeschwerden wie leichte, krampfartige Schmerzen im Magen-Darm-Bereich, Blähungen oder Völlegefühl. In größeren Mengen regt es das Herz-Kreislauf-System an. In der letzten Zeit machte Zimt

EFFEKT DER BLUTZUCKERSENKUNG NACH DER AUFNAHME VON ZIMT (MAHAPARA ET AL. 2004)

Zimtdosis	Glukosegehalt im Blut vor Zimteinnahme	Glukosegehalt im Blut nach Zimteinnahme
1 g	208,7 mg/dl	172,8 mg/dl
3 g	206,2 mg/dl	174,4 mg/dl
6 g	233,9 mg/dl	174,8 mg/di

STUDIE ZUR SENKUNG DES BLUTZUCKERSPIEGELS DURCH ZIMT

Studie	Zimtdosis	Glukosegehalt im Blut vor Zimteinnahme	Glukosegehalt im Blut nach Zimteinnahme
Khan et al., 2003	1g	11,6 mmol/l	9,7 mmol/l
	3g	11,4 mmol/l	9,9 mmol/l
	6g	13 mmol/l	11,4 mmol/l

auch in der Therapie des Diabetes mellitus von sich reden. Forscher fanden heraus, dass Zimt, vor allem der Ceylon-Zimt, den Blutzuckerspiegel und die Blutfettwerte von Typ-2-Diabetikern deutlich senken kann. Zudem enthält diese Zimtsorte kein Cumarin.

SCHON GERINGE DOSEN SENKTEN DEN BLUTZUCKER

Der amerikanische Forscher Richard A. Anderson stellte zusammen mit Wissenschaftlern der Universität Peshawar in Pakistan in einer Studie aber nicht nur fest, dass bei Typ-2-Diabetikern nach der Verabreichung von Zimt der Blutzucker deutlich abnahm. Weiterhin stellten die Wissenschaftler fest, dass zusätzlich die Blutfettwerte (Triglyceride, Gesamtcholesterin und LDL-Cholesterin) durch Zimt gesenkt werden können. Die Studienteilnehmer konsumierten über 40 Tage 1, 3 oder 6 Gramm Zimt. Der Blutzucker verminderte sich dabei um 18 bis 29 Prozent, die Gesamtcholesterinwerte um 13 bis 26 Prozent und die LDL-Cholesterinwerte um 7 bis 27 Prozent. Die Triglyceridkonzentration im Blut sank um 23 bis 30 Prozent. Erstaunlich: 3 Gramm des Zimtextrakts waren genauso wirkungsvoll wie 6 Gramm. Die Forscher kamen zum Ergebnis, dass schon 1 Gramm Zimt ausreichend ist, um den Blutzucker deutlich zu senken und die Blutfette zu verbessern.

MHCP WIRKT INSULINVERSTÄRKEND

In weiteren Untersuchungen analysierten die Forscher die Substanz im Zimt, die diese positive Wirkung ausübt. Dabei handelt es sich um das Methylhydroxy-Chalcone-Polymer, kurz MHCP genannt. MHCP wirkt direkt am Insulinrezeptor der Körperzellen. Es hat eine insulinähnliche Wirkung und in Kombination mit Insulin verstärkt MHCP die Wirkung des Insulins. Der Mechanismus dieser insulinverstärkenden Wirkung kann wie folgt beschrieben werden: Durch das Andocken des Insulins am Insulinrezeptor der Körperzellen wird eine Reihe von Signalen freigesetzt, die die Aufnahme des Zuckers aus dem Blut in die Zellen ermöglicht. MHCP beeinflusst diesen Weg der Signalübertragung, indem es auf bestimmte, daran beteiligte Enzyme einwirkt und schon mit dem Eintreten in die Körperzelle eine Wirkung hervorruft. Dadurch wird die Insulinwirkung und somit die Aufnahme des Blutzuckers in die Körperzellen verbessert. Bei einem Mangel an Insulin verstärkt das MHCP die Insulinempfindlichkeit des Rezeptors bei Typ-2-Diabetikern und fördert die Zuckeraufnahme in die Körperzellen. Somit kann Zimt auch eingenommen werden, um einer Insulin-Unempfindlichkeit (Insulinresistenz) vorzubeugen.

MHCP SENKT DEN BLUTZUCKER

Als Gründe für die Senkung des Blutzuckerspiegels wurden vom Deutschen Diabetes-Forschungsinstitut 2004 zwei Faktoren genannt: Zum einen eine gesteigerte Insulinempfindlichkeit durch eine spezielle Wirkung eines Zimtbestandteils auf den Insulinrezeptor, zum anderen eine gesteigerte Glukoseaufnahme in die Körperzellen und der Einbau als Speicherglukose (Glykogen). Diese Wirkungen sind bei Typ-1- und Typ-2-Diabetikern gegeben. Daher empfehle ich allen meinen Diabetes-Patienten in meiner Sprechstunde die Einnahme von Zimt. Verantwortlich für die blutzuckersenkende Wirkung ist ein sekundärer Pflanzenstoff im Zimt, der als Methylhydroxy-Chalcone-Polymer (MHCP) bezeichnet wird. MHCP reagierte in einer Zellkultur mit Fettzellen ähnlich wie Insulin, indem es die Glukoseaufnahme in die Zellen und die Speicherung in Form von Glykogen erhöhte. Damit wirkt es direkt am Insulinrezeptor in den Körperzellen. Durch das Andocken des Insulins am Insulinrezeptor der Zellen werden Reaktionen in Gang gesetzt, die die Aufnahme der Glukose aus dem Blut ermöglichen. Das MHCP beeinflusst vermutlich genau diese Reaktionsfolge, durch die die Glukose schneller aufgenommen werden kann. Zusätzlich wirkt sich MHCP positiv auf den Fettstoffwechsel aus. Weiterhin beobachteten die Forscher, dass sich MHCP und Insulin in ihrer Wirkung gegenseitig verstärkten. Daher könnte Zimt vor allem in der Behandlung der Insulinresistenz von großer Bedeutung sein. Professor Anderson und sein Team isolierten neben MHCP weitere sekundäre Pflanzenstoffe (Polyphenole) aus Zimt, die ebenso wie MHCP zu den Catechinen gehören, und wiesen für diese antioxidative und insulinähnliche Effekte nach.

ZIMT SENKT DIE BLUTFETTE UND SCHÜTZT VOR FREIEN RADIKALEN

Ein positiver Nebeneffekt ist die Beeinflussung des Fettstoffwechsels oder der Blutfettwerte des Körpers. Auch hier übt das MHCP eine positive Wirkung auf die Blutfettwerte aus. Dosisabhängig wird der Spiegel an Triglyceriden, Gesamtcholesterin sowie dem LDL-Cholesterin gesenkt. Die Zimtfraktion entfaltet außerdem eine antioxidative Wirkung. Dies bietet einen weiteren Vorteil für Patienten mit Diabetes mellitus Typ 2, denn Antioxidantien können vorbeugend gegen vorzeitige Zellalterung und Herz-Kreislauf-Erkrankungen wirken.

PRAKTISCHE EINNAHME IN KAPSELFORM

Da die Therapie eine tägliche Einnahme von Zimt in höherer Dosis erfordert, erscheint die Gabe von standardisierten wässrigen Zimtextrakt-Kapseln aus der Apotheke sinnvoll. Diese Produkte sind frei von Cumarin und reich an den speziellen sekundären Pflanzenstoffen, die den Blutzuckerspiegel senken. In diesen ist das ätherische Öl, welches zu Unverträglichkeiten führen oder Allergien auslösen kann, nicht mehr vorhanden und das MHCP liegt in hoher Konzentration vor.

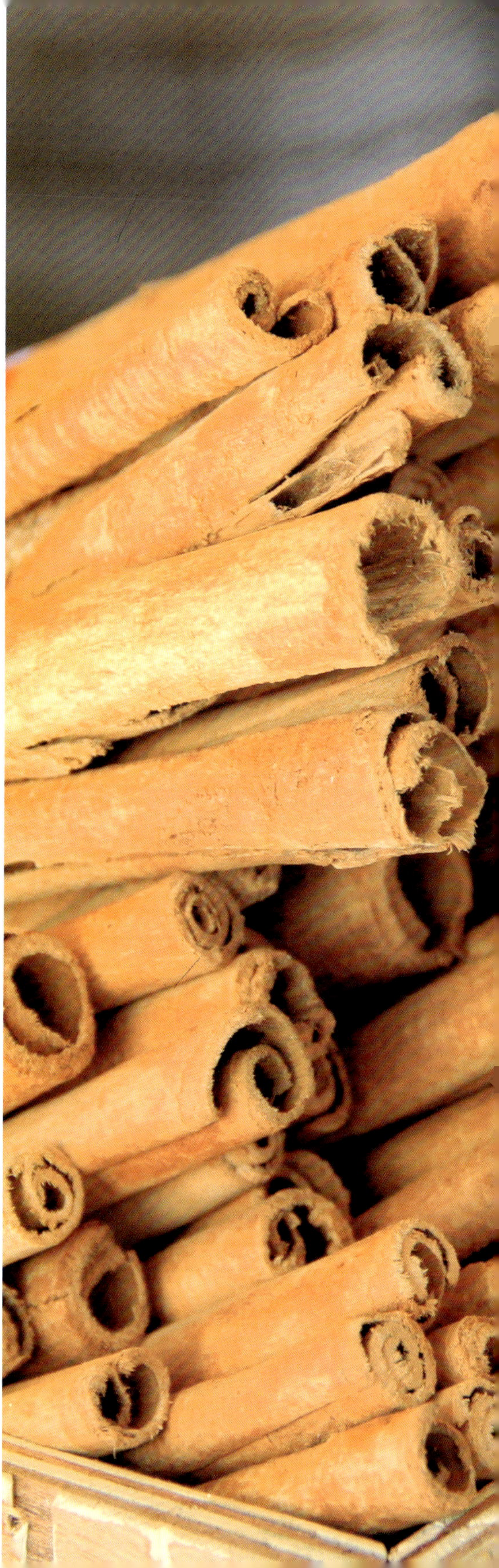

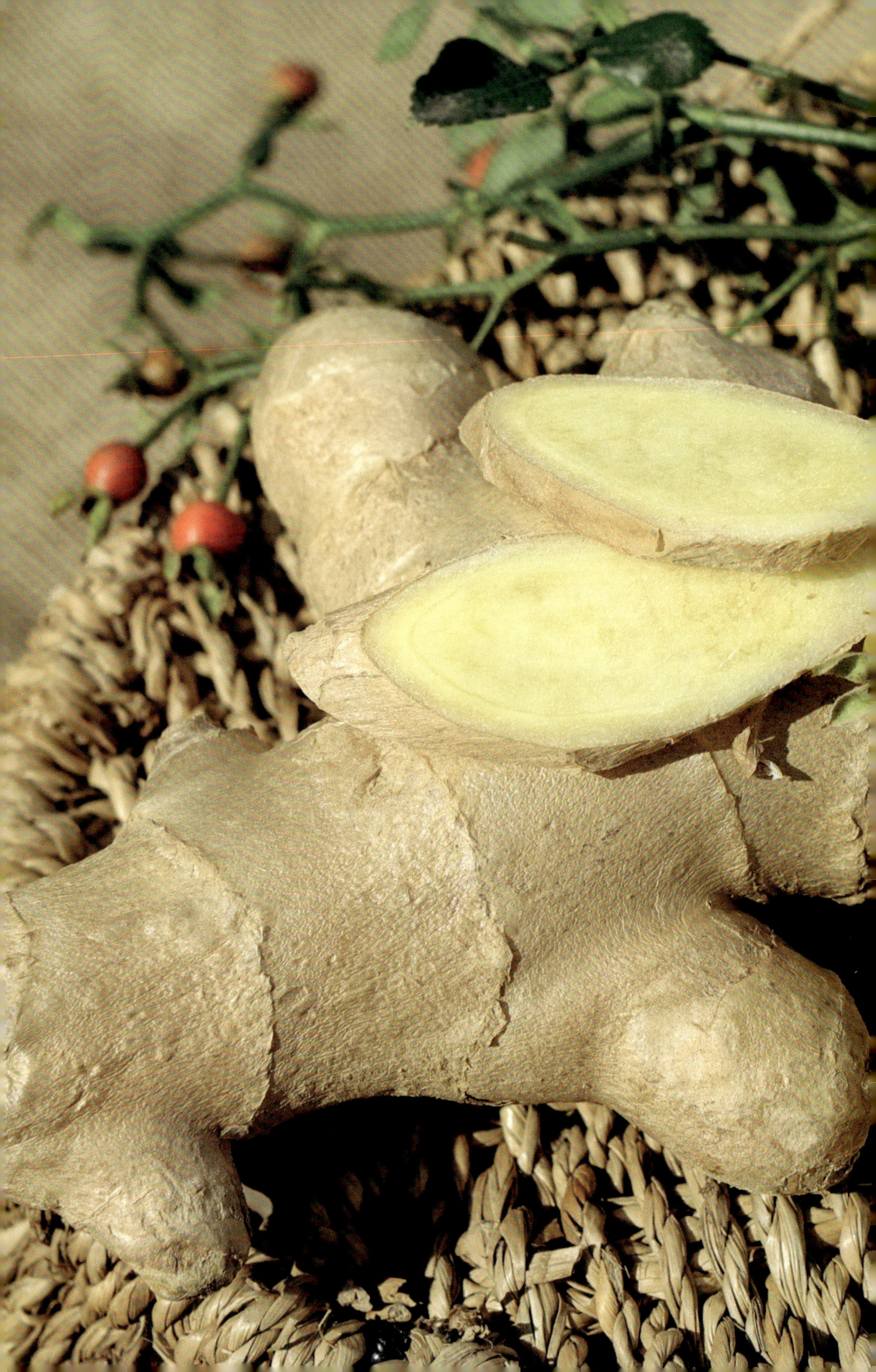

KAPITEL 5

NATÜRLICHE BLUTZUCKERSENKER NEBEN ZIMT, ZINK UND CHROM

WIE DIE BITTERMELONE BEI DIABETIKERN WIRKT

Die gurkenähnliche, organgelbe Frucht aus der Familie der Kürbisgewächse ist ursprünglich in China und Indien zuhause. In der Volksheilkunde werden ihr förderlicher Effekt bei Verstopfung, Magenbeschwerden, Leberbeschwerden und viralen Infekten zugeschrieben. Ihre blutzuckersenkenden Effekte werden dem natürlichen Inhaltsstoff Phytosterolin Charantin (einem Gemisch aus gleichen Teilen von b-Sitosterol-b-D-glukosid und a-5,25-Stigmastadein-3 bb-1-ol) zugeschrieben und wissenschaftlich untersucht. In Studien zeigt sich unter anderem, dass die Einnahme von 2000 mg Bittermelone am Tag den Blutzuckerspiegel bei Diabetes-Typ-2-Patienten erheblich senken kann. Und dass die Bittermelone die Aufnahmefähigkeit der Zellen für Blutzucker verbessert und damit die Glucosetoleranz und die Blutzuckerwerte verbessert. Insbesondere Typ-2-Diabetiker profitieren von Bittermelonen-Extrakten. Zudem können sie auch in der Vorbeugung des Diabetes mellitus Typ-2 eingesetzt werden. Entsprechende Präparate sind in der Apotheke erhältlich.

CURCUMA – SCHMECKT GUT UND KANN DIABETIKERN HELFEN

Seit vielen Jahren ist Curcuma im Fokus der Aufmerksamkeit, da dem »Gewürz« viele Effekte bei verschiedenen Erkrankungen nachgesagt werden. Wissenschaftliche Studien können diese immer weiter untermauern. Curcuma ist auch als indische Gelbwurz bekannt. Es handelt sich dabei um eine schilfähnliche Pflanze mit knolligem Wurzelstock, die in den meisten Currymischungen enthalten ist. Curcuma dient also als Gewürz und wird seit Jahrtausenden auch in der Volksmedizin eingesetzt. Gesichert ist die Wirkung von Curcuma auf das Verdauungssystem. Curcuma longa reduziert funktionelle Dyspepsie und reguliert erhöhte Lipidwerte. Untersuchungen zeigen unter anderem, dass bei der täglichen Einnahme von 500 mg Curcumin über 7 Tage eine deutliche Abnahme des Cholesterin- und Triglycerid-Spiegels festgestellt werden konnte. Eine ernstzunehmende Untersuchung kommt zum Schluss, dass das in Curcuma enthaltene Curcumin möglicherweise die Entwicklung einer Diabetes mellitus verhindern kann. Vor diesem Hintergrund sollten Diabetiker verstärkt auf Curcuma in der Küche setzen und gegebenenfalls auch entsprechende Präparate einnehmen.

INGWER – SCHARF AUF ERHÖHTE BLUTZUCKERWERTE

Wer bei Ingwer nur an die asiatische Küche denkt, verkennt, dass viele Schulmediziner in der Therapie verschiedener Krankheiten auf Ingwer setzen. Bei Reiseübelkeit und auch bei Schwangerschaftserbrechen hat Ingwer hervorragende Effekte, die weit über die Schärfe des Gewürzes hinausgehen. Studien zeigen, dass Ingwer möglicherweise einen erhöhten Blutzucker senken kann. In jedem Falle verbessert Ingwer die Insulinempfindlichkeit sowie einige Teile der Blutfettwerte bei Diabetes-Typ-2-Patienten. Zudem kann Ingwer zur Vorbeugung von diabetischen Komplikationen eingesetzt werden.

AKTUELLE STUDIE ZEIGT, DASS TYP-2-DIABETIKER VON KASKADENFERMENTATION PROFITIEREN

Immer wieder belegen wissenschaftliche Studien, dass in der Naturheilkunde und der Ernährungsmedizin viele Möglichkeiten stecken, den Stoffwechsel natürlich und nachhaltig zu regulieren. Neben den in diesem Buch bereits genannten Vitalstoffen wie Zimt, Zink und Chrom bieten insbesondere kaskadenfermentierte Regulatessenzen Möglichkeiten, die Regulierungsfähigkeit des Stoffwechsels zu optimieren. Der Traubenzuckerstoffwechsel und der Blutzucker werden über einen Regelkreis gesteuert, an dem die Betazellen der Langerhans´schen Inseln in der Bauchspeicheldrüse und das insulinempfindliche Gewebe (beispielsweise die Muskelzellen) beteiligt sind. Dieser Regelkreis sorgt dafür, dass beim Gesunden der Blutzuckerspiegel nur geringfügig schwankt und nicht über 125 mg/dl ansteigt.

Das von den Betazellen der Bauchspeicheldrüse ins Blut ausgeschüttete Hormon Insulin bewirkt eine Reduktion der Glukoseproduktion in der Leber und vermittelt die Aufnahme von Glukose, Amino- und Fettsäuren in Muskeln und Fettgewebe. Ist in diesen Geweben eine Insulinresistenz vorhanden, was häufig bei Übergewichtigen der Fall ist, halten die Betazellen zunächst die normale Blutzuckerregulation über eine vermehrte Insulinausschüttung aufrecht. Kann nicht mehr ausreichend Insulin zur Kompensation der Insulinresistenz produziert werden, steigt der Blutzuckerspiegel an. Zuerst liegt ein Prädiabetes mit einer Glukoseintoleranz und Insulinresistenz vor. Wird die Betazellfunktion weiter zerstört, kommt es zu einem Diabetes mellitus Typ 2. Insulinresistenz und Betazellfehlfunktion werden durch genetische Faktoren beeinflusst. Umweltfaktoren spielen jedoch die weitaus größere Rolle:

- » Hohe Kalorienaufnahme durch viel Zucker (Softdrinks), Weißmehl und Fett
- » Große Mengen gesättigter Fettsäuren
- » Verringerter Energieverbrauch durch Bewegungsmangel
- » Umweltchemikalien fördern Übergewicht und Diabetes mellitus

Übergewicht führt zu einer generalisierten systemischen Entzündung, damit auch zu entzündeten Inselzellen und einer Immunreaktion in den Zellen.

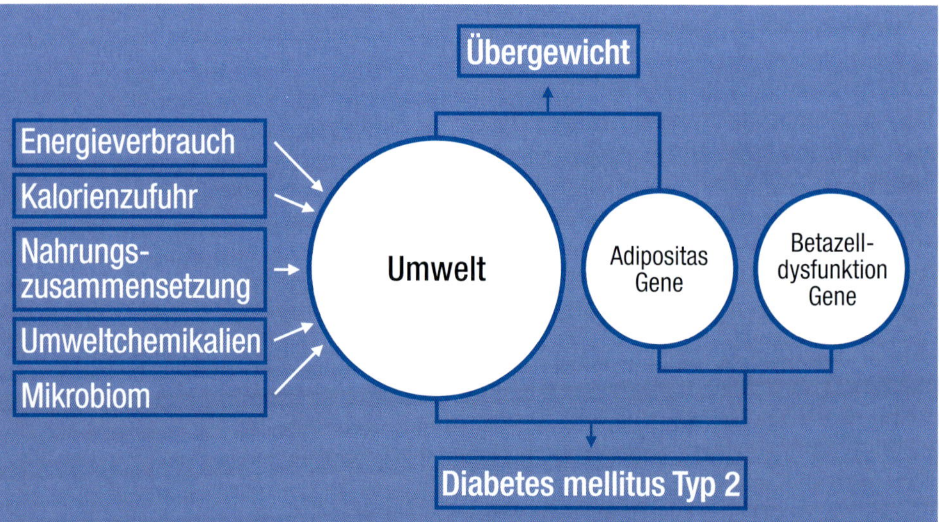

Erbliche Faktoren und Umwelteinflüsse bei der Entwicklung von Übergewicht und Diabetes mellitus Typ 2

Bei der Entwicklung des Diabetes mellitus Typ 2 sind nach aktuellen Forschungsergebnissen ebenfalls Änderungen der Darmflora (dem intestinalen Mikrobiom) beteiligt. Die Faktoren, die die Insulinresistenz und Betazellfehlfunktion auslösen oder fördern, beeinflussen sich gegenseitig und führen in einer Art Abwärtsspirale bis zur Manifestation und Diagnose des Diabetes mellitus Typ 2. Der Stoffwechsel hat seine eigene Regulierungsfähigkeit verloren. Der Blutzucker ist erhöht, Glukose kommt nicht mehr in die Zellen und kann dort nicht zur lebensnotwendigen Energie in Form von ATP verbrannt werden.

Vor dem Hintergrund der beschriebenen Tatsachen verwundert es nicht, dass viele Diabetiker über mangelnde Energie und Müdigkeit klagen. Bei ihnen sind die Zellkraftwerke (Mitochondrien) mit Brennstoff unterversorgt. Erschwerend kommt dazu, dass die chronischen Entzündungen dem Körper reichlich Energie rauben. Zusätzlich fördern manche Medikamente wie beispielsweise Metformin eine Fehlfunktion der Zellkraftwerke (Mitochondrien). Wichtig ist es für Diabetiker, spätestens ab diesem Zeitpunkt – besser noch früher – den Stoffwechsel in seiner Regulierungsfähigkeit zu unterstützen und damit kausal gegen die Krankheitsspirale vorzugehen. Zur Rückführung in die Regulierung haben sich seit Jahren die kaskadenfermentierten Regulatessenzen bewährt. Sie versorgen den Körper mit wichtigen Biomolekülen wie essentiellen Aminosäuren (Eiweißbausteinen), Di-, Tri- und Oligopeptiden, Vitaminen, Mineralstoffen, über 50.000 Polyphenolen (sekundäre Pflanzenstoffe) und wertvollen Stoffen für die Darmflora (rechtsdrehende Milchsäure und Proteoglykane bringen das Mikrobiom auf Vordermann) aus der mehrfachen Fermentation mit probiotischen Milchsäurebakterien. Eine aktuelle wissenschaftliche Studie mit kaskadenfermentierten Regulatessenzen belegt die Wirkung auf verschiedenen Ebenen:

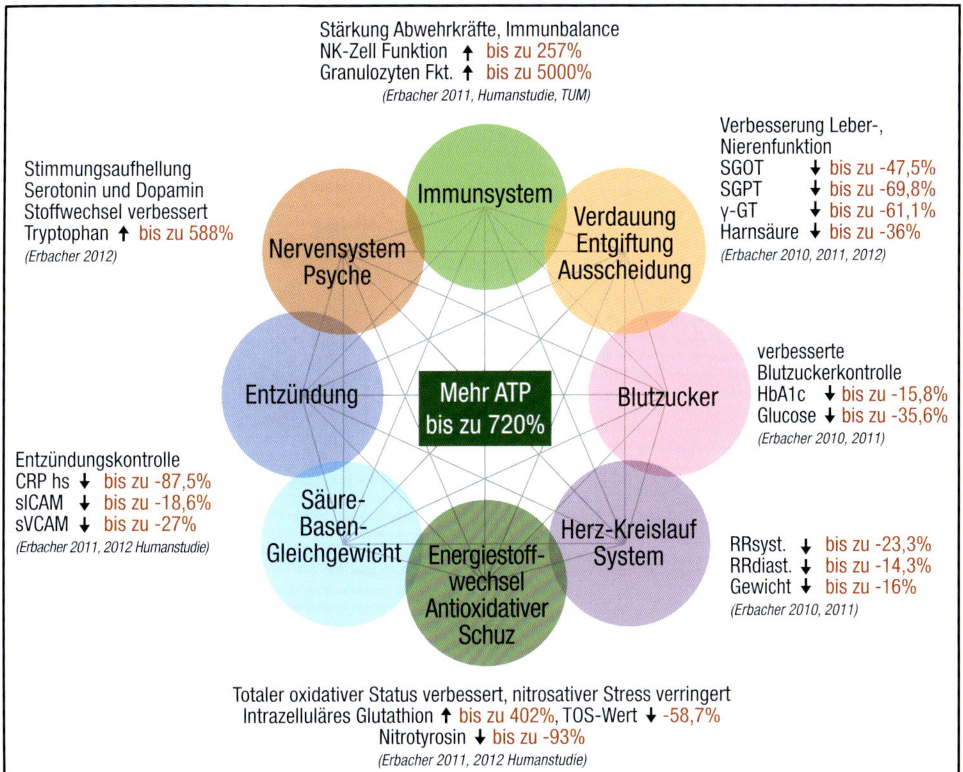

Erbliche Faktoren und Umwelteinflüsse bei der Entwicklung von Übergewicht und Diabetes mellitus Typ 2

- Die wiedereinsetzende Regulierung des Stoffwechsels führt bei Übergewichtigen und Adipösen zur Gewichtsabnahme, selbst wenn an den Ernährungsgewohnheiten nichts geändert wurde. Dadurch verringert sich die Insulinresistenz. Und mit weniger Gewicht kann man sich leichter bewegen und sich sportlich aktivieren. Der Entstehung des Diabetes mellitus wird also vorbeugt. Und bei bereits vorhandenem Diabetes mellitus kommt es zur Normalisierung der Blutzuckerwerte.
- Die gesamte Stoffwechselsituation wird verbessert: Zuckerstoffwechsel (Blutzucker und HbA1c gesenkt), Fettstoffwechsel (Triglyzeride und LDL-Cholesterin sinken und das positive HDL-Cholesterin wird erhöht), Energiestoffwechsel und Purinstoffwechsel (die Harnsäure gesenkt)!

In der Studie, die mit kaskadenfermentierten Regulatessenzen durchgeführt wurde, zeigte sich auch, dass bei den Probanden die Frische, Leistungsfähigkeit und auch die Konzentrationsfähigkeit deutlich zunahmen. Von ganz besonderer Bedeutung sind bei Diabetikern auch die antioxidativen und entzündungshemmenden Eigenschaften der kaskadenfermentierten Regulatessenzen, die der fortschreitenden Betazellfehlfunktion wie auch der Entwicklung einer Arteriosklerose oder Nervenschädigungen entgegenwirken. In der Studie kam es zu weiteren positiven Ergebnissen:

- Die Abwehrkräfte werden unterstützt und das ist bei Diabetikern, die in der Regel unter einer Abwehrschwäche leiden, wichtig.
- Die Funktionen der Ausscheidungsorgane Leber und Nieren werden unterstützt. Dies ist für die Vermeidung der Nierenschädigung bei Diabetikern wichtig. Die Hälfte der Dialyse Patienten in Deutschland sind Typ 2 Diabetiker.

INTERESSANTE STUDIENDATEN FÜR DIABETIKER

Prospektive Studien belegen die regulierende Wirkung der kaskadenfermentierten Regulatessenzen als tägliche Nahrungsergänzung bei Patienten mit Diabetes mellitus. Zudem wirken sie sich positiv auf den Stoffwechsel und auch

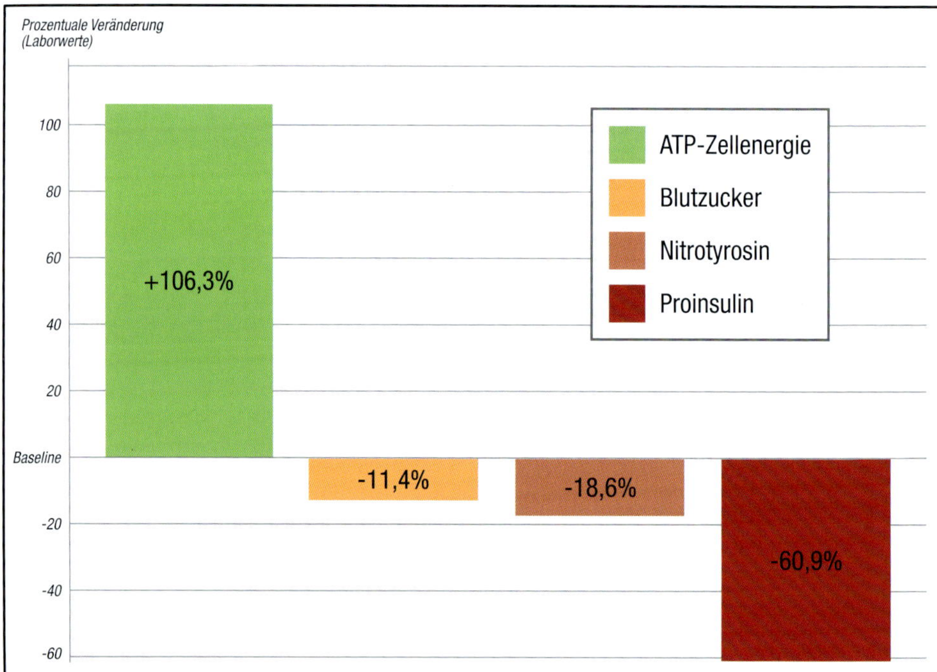

Ergebnisse der 6 Monats-Studie mit kaskadenfermentierten Regulatessenzen

das »Metabolische Syndrom« aus. Selbst ohne eine Ernährungsumstellung kam es im Rahmen der Studie zu einer mittleren Gewichtsabnahme von 4,5 Kilogramm. Ein Absinken des Blutzuckers (im Mittel um 11,4 Prozent; maximal sank der Blutzucker im Vergleich zu den Ausgangswerten um 31,3 Prozent), die Normalisierung des Langzeitzuckerwertes HbA1c (maximale Verbesserung um 1,2 Prozentwerte) und vor allem stark gesunkene Werte von intaktem Proinsulin (durchschnittliche Reduktion um 61 Prozent) zeigen die verbesserte Stoffwechselsituation bei Diabetikern. Damit sind kaskadenfermentierte Regulatessenzen aus der modernen ergänzenden Diabetesbehandlung nicht mehr wegzudenken. Ich empfehle sie den Patienten in meiner Praxis regelmäßig und kann die Daten der Studie bestätigen. Bei den Diabetikern, die an der Studie teilnahmen, verringerte sich die Insulinresistenz. Das ließ sich an der verringerten Proinsulinausschüttung ablesen. Insgesamt betrachtet sprechen die Ergebnisse der Studie mit den kaskadenfermentierten Regulatessenzen für das Durchbrechen der Krankheitsspirale bei Diabetikern und die Entwicklung hin zur Gesundheitsspirale, in der der Stoffwechsel sich selbst wieder effektiv reguliert. Zu den Studienergebnissen gehört auch, dass das reduzierte Glutathion, das die Zellen vor oxidativem Stress schützt, erheblich um bis zu 402 Prozent anstieg und das Nitrotyrosin um bis zu 93 Prozent sank. Das ist beim Diabetes mellitus extrem wichtig, da der oxidative Stress für die Folgekomplikationen an Augen, Gefäßen, Nerven, Nieren und Herz eine wichtige Rolle spielt. Neben den mehr als deutlich verbesserten objektiven Laborwerten fühlten sich die Studienteilnehmer frischer und leistungsfähiger (ein Plus von 45 Prozent), konnten sich besser konzentrieren (ein Plus von 53 Prozent) und hatten 59 Prozent weniger Appetit auf Süßes.

PFLANZENEXTRAKTE, VITAMINE UND MINERALSTOFFE FÜR DIABETIKER

Für die Aufrechterhaltung eines gesunden Blutzuckerspiegels gibt es verschiedene Konzepte. Der Stellenwert von Pflanzenextrakten – beispielsweise aus Zimt – Mineralstoffen – beispielsweise Zink und Chrom – sowie Vitaminen ist wissenschaftlich bestens gesichert. Eine Reihe von Studien zeigt auch die positiven Effekte von Bittermelonen Extrakt oder Hintonia latiflora Extrakt. Ab sofort ist mit Regulatpro Glukoaktiv von Dr. Niedermaier Pharma ein Nahrungsergänzungsmittel in Apotheken erhältlich, das diese wertvollen Substanzen und Extrakte als einzigartigen Wirkstoffkomplex enthält. Das neue Produkt ist ein innovatives, hochwertiges flüssiges Produkt, das zur Aufrechterhaltung eines gesunden Blutzuckerspiegels beitragen kann. Als neue Chance für die Diabetes-Therapie kann das Nahrungsergänzungsmittel den Stoffwechsel in seine Regulierungsfähigkeit zurückführen und damit ursächlich gegen die Krankheitsspirale vorgehen und diese umdrehen. Regulatpro® Glukoaktiv fördert eine umfassende Stoffwechsel-Regulierung:

- » Die Insulinresistenz geht zurück, nachweisbar durch den gesunkenen Proinsulin-Wert
- » Dadurch wirkt Insulin wieder, Glukose gelangt wieder aus dem Blut in die Zellen
- » Die Zellkraftwerke können wieder ausreichend Energie produzieren, um alle Stoffwechselprozesse optimal ablaufen zu lassen
- » Die Bauchspeicheldrüse kann ihre Insulinproduktion wieder drosseln
- » Die Blutglukose sinkt

Durch die Lösung in der Regulatessenz® können die Vitamine, Mineralstoffe und Pflanzenextrakte besser aufgenommen werden, als aus festen Formen wie Kapseln oder Tabletten.

INTERVIEW MIT DR. DR. MED ERWIN HÄRINGER, MÜNCHEN

Das Interview führte Sven-David Müller

Sie führen seit über 30 Jahren eine allgemeinärztliche, diabetologisch zertifizierte Praxis mit Schwerpunkt Naturheilverfahren in München, wobei Sie die Aromatherapie intensiv beforschen. War dies die Ursache für das besondere Interesse an Zimt und Zimtölen?

Natürlich verfolge ich seit Jahren die wissenschaftliche Literatur zu Zimt, insbesondere die Arbeiten von Anderson (USA), aus denen hervorgeht, dass aus Zimtrinde nach wässriger Extraktion sekundäre Pflanzenstoffe (Polyphenole) gewonnen werden, die grob gesprochen über insulinähnliche Wirkungen verfügen. Durch diese spezifischen Herstellungsverfahren lassen sich standardisierte Produkte gewinnen, mit denen dann auch im Reagenzglas sowie an geeigneten Tiermodellen validierte Untersuchungen stattfinden.

Viele Menschen verwenden zum Muskelaufbau hohe Mengen an Chrom, ein Spurenelement, das seit vielen Jahren unter dem Begriff »Glukosetoleranzfaktor« bekannt ist und vielfach in Kombination mit Zimt als Nahrungsergänzungsmittel im Handel ist. Sind solche Kombinationen tatsächlich hilfreich?

Die Wirkung von Chrom beim diabetischen Patienten wurde bereits erfolgreich in epidemiologischen Studien auch dosisabhängig getestet. Aus solchen Studien lässt sich ableiten, dass Chrom die Wirkung von Insulin am Rezeptor verstärkt, möglicherweise sogar die Insulinresistenz abmildert und vor allem typische Befindensstörungen bessert, wie exzessiven Durst oder Schwitzen.

Sie haben unlängst eine Einzelfalldokumentati mit einem Zimt und Chrom enthaltenden Präpa durchgeführt. Was sind die für Sie wichtigsten Ergebnisse?

Eine in einem hervorragenden Medizinjournal veröffentlichte pakistanische Studie an medika mentös eingestellten Patienten mit Typ-2-Diab tes zeigte bei unterschiedlichen Dosierungen v 1 bis 6 g Zimtpulver gegen Placebo erstaunlich Wirkungen auf das Blutzuckerverhalten und de Fettstoffwechsel. In Kenntnis der zusätzlichen Chromforschung schien mir daher auch eine Praxisstudie über mindestens vier Monate (zwe Monate Therapie und zwei Monate als Beobachtungsphase) gerechtfertigt. Die Auswahl der Patienten erfolgte analog zur oben genannten Studie, wobei unser Hauptaugenmerk aber auf Befindensverbesserung beruhte. Tatsächlich konnten wir auch bei disziplinierten Diabetikern eine geringfügige Verbesserung des Blutzucker- und Lipidstoffwechsels feststellen, ähnlich verhielten sich die HbA1c-Werte im angegeben Untersuchungszeitraum. Wertvoller scheint mir aber die von allen Patienten angegebenen Verbesserungen ihres Wohlbefindens, das durch ei Skala mit vier Bewertungsstufen, bestehend au zwölf Unterpunkten, zu Beginn, in einer Zwische untersuchung nach zwei bis drei Wochen sowie im Rahmen einer Schlussuntersuchung überprü wurde. Gleichzeitig wurden andere internistisch Parameter wie Blutdruck oder Puls gemessen, zudem wurde die Eiweißausscheidung im Urin quantitativ erfasst. Die Verträglichkeit des Produkts sowie mögliche Nebenwirkungen wurden abgefragt, insbesondere ob Phasen von Hypogly kämie aufgetreten sind. Bei keinem der Patiente waren irgendwelche Nebenwirkungen, insbeson dere keine Unterzuckerungsphasen aufgetreten. Wirksamkeit und Verträglichkeit des Produkts wurden sowohl von mir als auch vonseiten der Patienten als gut angegeben.

Es gibt aber doch auch Kritik an Nahrungsergänzungsmitteln, die Zimt, Chrom und häufig auch noch andere Stoffe (Zink oder Vitamine) enthalten?

Die entscheidende Kritik von Ärztekollegen berücksichtigt nicht, dass es sich hierbei um Adjuvantien (also zusätzlich gegebene Produkte, die die Therapie ergänzen und Insulin oder »Zuckertabletten« nicht einfach ersetzen) für den Diabetiker handelt, um dessen Lebensqualität zu verbessern. Natürlich nimmt die Fachwelt Anstoß, wenn nicht berechtigte Erwartungen an den Diabetiker herangetragen werden. Aber gerade in der naturheilkundlichen Praxis versuchen wir, den Patienten auch individuell und ganzheitsmedizinisch (also gemäß seinen persönlichen und kulturellen Besonderheiten) zu behandeln und damit eine bessere Selbstorganisation zu erreichen. Allerdings muss man auch einschränkend sagen: Da bereits Interaktionen zwischen Spurenelementen wie beispielsweise Zink und Chrom beschrieben sind, sollte man dem Patienten empfehlen, Zink strikt nüchtern oder noch besser vor dem Schlafengehen, aber Zimt-Chrom kurz vor der Mahlzeit beziehungsweise während des Essens einzunehmen!

Welche Empfehlungen möchten Sie speziell Typ-2-Diabetikern geben?

Hier möchte ich auf die ganzheitsmedizinische Leitlinie zum Diabetes mellitus Typ 2 verweisen, in der auf die Bedeutung der Optimierung des Stoffwechsels und der Selbstregulation, insbesondere auf die Motivation und Befindlichkeit des Patienten hingewiesen wird. So ist es für einen Arzt selbstverständlich, bei solchen Patienten an die chronischen Entzündungsprozesse zu denken, denen in der neuen wissenschaftlichen Diskussion große Bedeutung hinsichtlich Insulinresistenz zugewiesen wird und die naturheilkundlich mit standardisierten Enzympräparaten therapiert werden können. Genauso wichtig sind psychische Aspekte: Offenbar ist nämlich erhöhte Depressivität und auch Stress ein unabhängiger Risikofaktor für die Entstehung von Typ-2-Diabetes mellitus und wie die Erfahrung zeigt, lassen sich psychische Phänomene wie die Müdigkeit erstaunlich gut mit Adjuvantien (Zimt, Zink und Chrom) reduzieren. Es ist also immer das Ziel, dass sich der Diabetiker trotz der vielfältigen Probleme aus der Gesundheitspolitik (Einschränkungen der Verordnung von Arzneimitteln) bei seinem Hausarzt in besten Händen fühlen soll: Denn ein guter Arzt holt seinen Patienten stets da ab, wo dieser gerade steht.

»BLUTZUCKERGESUNDE REZEPTE MIT ZIMT – ZIMT GEGEN ZUCKER«

Nutzen Sie die blutzuckersenkende Wirkung des Zimts und setzen Sie das Gewürz auf Ihren täglichen Speiseplan! Zimt ist nicht nur ideal in Kombination mit Süßspeisen, sondern macht auch herzhafte und exotische Gerichte zu einem ganz besonderen kulinarischen Genuss.

FRUCHTIGE SALATE

1. MÖHREN-APFEL-ROHKOST

Für 2 Personen · ca. 15 Minuten

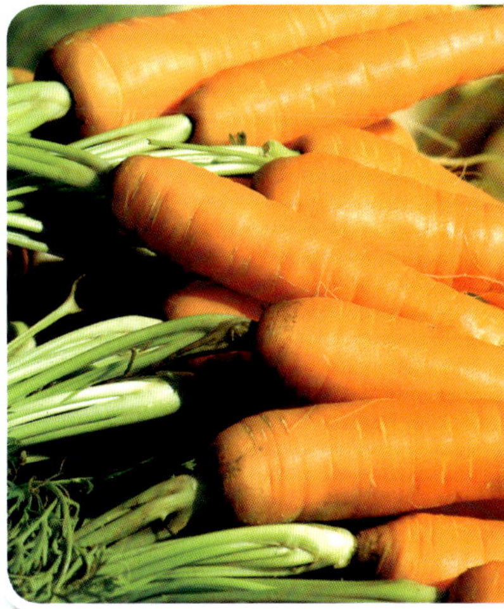

ZUTATEN

300 g Möhren
1 mittelgroßer Apfel
2 EL Limettensaft
1 Walnusshälfte
1 TL Rosinen
1 TL Walnussöl
1/2 TL Zimt
Salz
flüssiger Süßstoff

NÄHRWERTE PRO PORTION
144 kcal · 19 g KH · 6,2 g F · 2,5 g EW · 1,0 BE/KHE

ZUBEREITUNG

1. Die Möhren putzen und grob raspeln. Den Apfel gründlich waschen und das Gehäuse entfernen, ebenfalls raspeln. Die Apfelraspel mit 1 Esslöffel Limettensaft beträufeln.
2. Die Walnusshälfte in kleine Stücke schneiden und mit den Rosinen kurz in einer Pfanne trocken anrösten.
3. Die Pfanne vom Herd nehmen, mit dem restlichen Limettensaft ablöschen, Walnussöl und Zimt dazugeben. Mit Süßstoff und 1 kleinen Prise Salz abschmecken.
4. Das Dressing über den Salat geben und abgedeckt im Kühlschrank über Nacht ziehen lassen.

TIPP
Anstelle von Walnüssen und Rosinen können Sie auch geröstete Haselnüsse und Leinsamen sowie 1 Esslöffel Joghurt zufügen.

2. APFEL-ORANGEN-SALAT MIT ZIMT

Für 2 Personen · ca. 15 Minuten

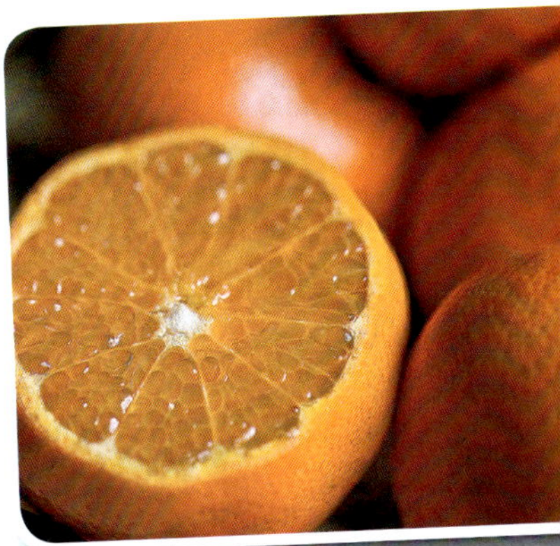

ZUTATEN

2 Orangen
Mark von 1/2 Vanillestange
50 ml Pfefferminztee
2 Äpfel
2 EL Limettensaft
1-2 TL Zimt
2 getrocknete Aprikosen
2 EL gehackte oder gemahlene Haselnüsse
flüssiger Süßstoff
Zitronenmelisse

NÄHRWERTE PRO PORTION
211 kcal · 31,6 g KH · 7,0 g F · 3,2 g EW · 2,5 BE/KHE

ZUBEREITUNG

1. Die Orangen pellen und in Spalten teilen. Mit dem Vanillemark einreiben und mit Pfefferminztee marinieren.
2. Die Äpfel waschen, in mundgerechte Stücke schneiden und in Limettensaft und Zimt marinieren.
3. Die Aprikosen klein schneiden und mit den Haselnüssen in der Pfanne trocken anrösten. Marinierte Orangen- und Apfelstücke dazugeben und 1 Minute dünsten.
4. Mit Süßstoff abschmecken, mit Zitronenmelisse dekorieren und kalt oder warm verzehren.

TIPP
Obst wie Äpfel und Orangen sind reich an Vitamin C. Dieses lebenswichtige Vitamin ist wasserlöslich und für Diabetiker besonders wichtig, da es, in ausreichender Menge aufgenommen, vor dem Einfluss schädlicher Freier Radikaler schützt, und den HBA_1-Wert senkt.

3. Rucolasalat mit Walnüssen und Apfeldressing

Für 2 Personen · ca. 20 Minuten

Zubereitung

1. Den Rucola waschen und in mundgerechte Stücke zupfen. Den Apfel waschen, schälen und in kleine Stücke schneiden.
2. Die Walnüsse hacken, in der Pfanne trocken anrösten und in einer Schüssel mit dem Rucola mischen.
3. Nun in der Pfanne das Öl erhitzen. Die Apfelstücke und die fein gehackte Knoblauchzehe darin kurz anbraten, dann Rosinen, Zimt, Salz und Pfeffer dazugeben.
4. Die Pfanne vom Herd nehmen, etwas abkühlen lassen. Essig und Süßstoff darüber träufeln. Alles noch warm über den Rucola geben.

Zutaten

150 g Rucola
1 Apfel
40 g Walnüsse
2 EL Walnussöl
1/2 Knoblauchzehe
2 EL Rosinen
1/2 TL Zimt
Salz
weißer Pfeffer
Sherryessig
flüssiger Süßstoff

Tipp

Gourmets geben noch krosse Zwiebelringe über den Rucolasalat: Dafür eine Zwiebel schälen und in sehr feine Ringe schneiden. Den Backofen auf 200 °C vorheizen und die Zwiebelringe darin 5 Minuten rösten.

Nährwerte pro Portion

322 kcal · 5,5 g KH · 1 g F · 5 g EW · 0,5 BE/KHE

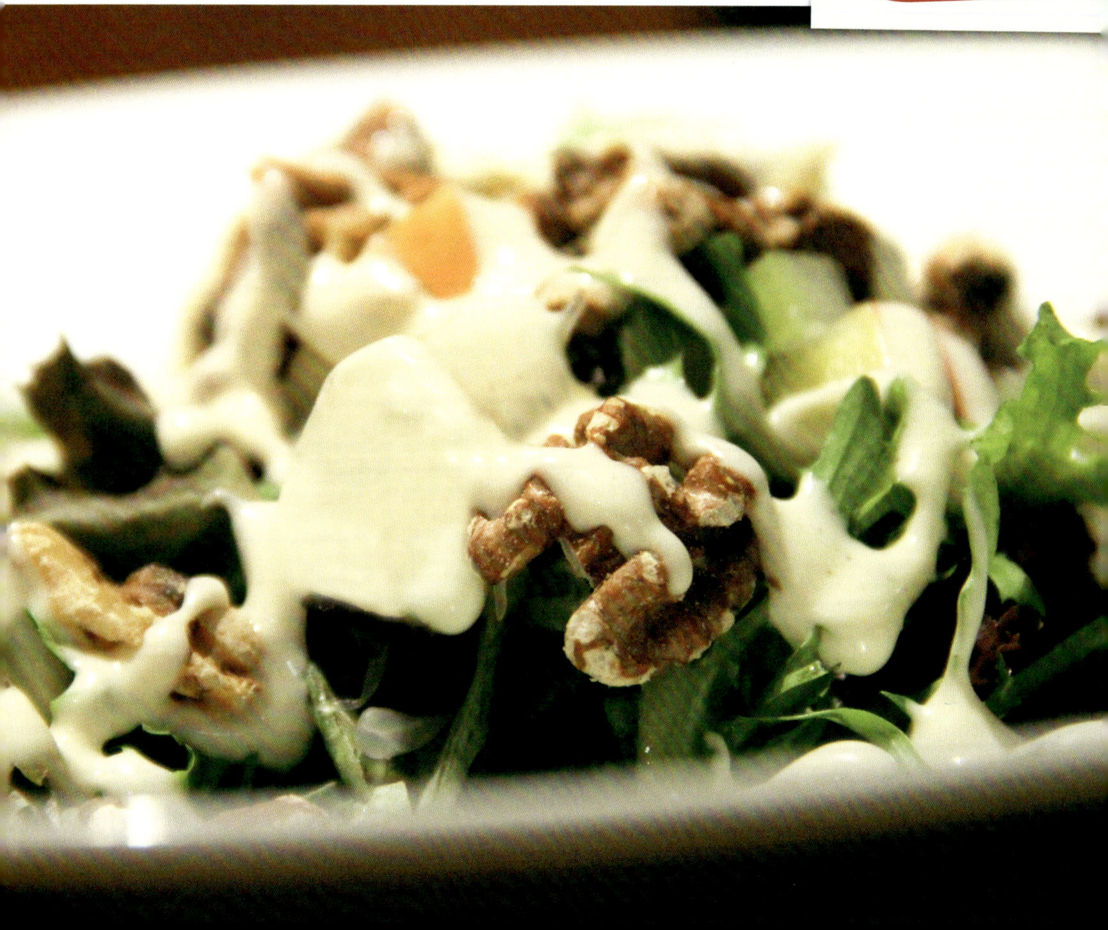

4. ROTKOHL-APFEL-SALAT MIT NÜSSEN

Für 2 Personen · ca. 30 Minuten

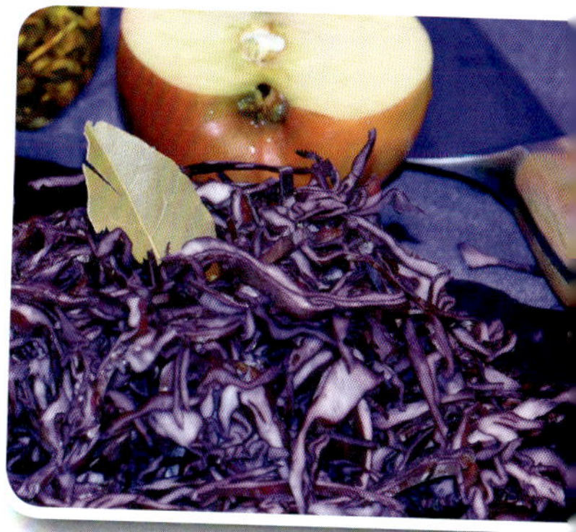

ZUTATEN

1/2 Rotkohlkopf
1/4 TL Salz
flüssiger Süßstoff
1 Prise gemahlener Kümmel
1 Msp. Zimt
1 TL Rapsöl
1 TL Weinessig
30 g Walnüsse
1 kleiner saurer Apfel (z. B. Boskop)

NÄHRWERTE PRO PORTION
165 kcal · 15,9 g KH · 8,4 g F · 15,9 g EW · 0,5 BE/KHE

ZUBEREITUNG

1. Die äußeren Blätter des Rotkohls entfernen, den Strunk keilförmig herausschneiden. Den Kohl fein raffeln, mit Salz bestreuen und kräftig durchkneten.
2. Mit Süßstoff, Kümmel und Zimt sowie Essig und Öl mischen und gut durchziehen lassen.
3. Die Nüsse grob hacken. Den Apfel waschen, schälen und in feine Stifte schneiden.
4. Die Apfelstifte und die gehackten Nüsse unter den Rotkohlsalat heben.

TIPP

Rotkohl gehört zu den ballaststoffreichen Gemüsesorten. Ballaststoffe beugen Verstopfung vor und bieten zudem einen Schutz vor Darmkrebs. Im Dünndarm sorgen sie dafür, dass der Blutzucker nur langsam ansteigt: Sie beugen also Blutzuckerspitzen vor.

5. KRAUTSALAT MIT ROSINEN, WALNÜSSEN UND APFEL

Für 2 Personen · ca. 20 Minuten

ZUTATEN

400 g Weißkohl
Salz
2 EL Sherryessig
1 EL Rapsöl
Pfeffer
1 Msp. gemahlener Kümmel
1 Apfel
1 EL Zitronensaft
1/2 TL Zimt
2 EL Rosinen
etwas warmes Wasser
40 g Walnüsse
1 TL gehackte Petersilie

NÄHRWERTE PRO PORTION
323 kcal · 32,1 g KH · 18,2 g F · 6,4 g EW · 1,0 BE/KHE

ZUBEREITUNG

1. Die äußeren Blätter des Weißkohls entfernen und den Strunk keilförmig herausschneiden. Den Weißkohl fein raffeln und mit etwas Salz durcharbeiten, bis er weicher wird.
2. Aus Sherryessig, Rapsöl, wenig Pfeffer und Kümmel ein Dressing herstellen. Über den Weißkohl geben und über Nacht marinieren.
3. Den Apfel waschen und das Kerngehäuse entfernen, in dünne Stifte schneiden, sofort mit Zitronensaft beträufeln und Zimt darüber streuen.
4. Die Rosinen in etwas warmem Wasser einweichen und abtropfen lassen. Die Walnüsse hacken und trocken in der Pfanne anrösten.
5. Alle Zutaten vermischen und nach Belieben frisch gehackte Petersilie darüber streuen.

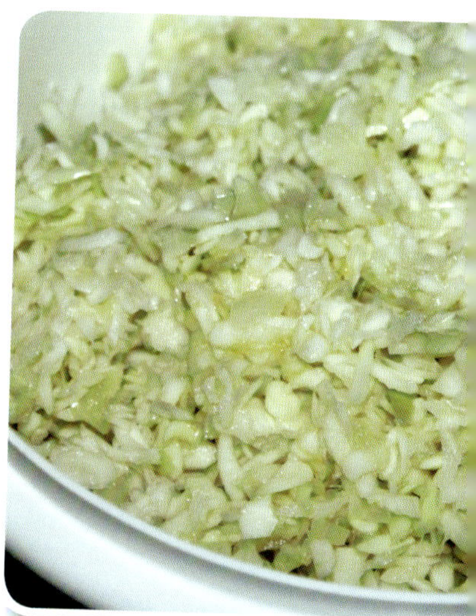

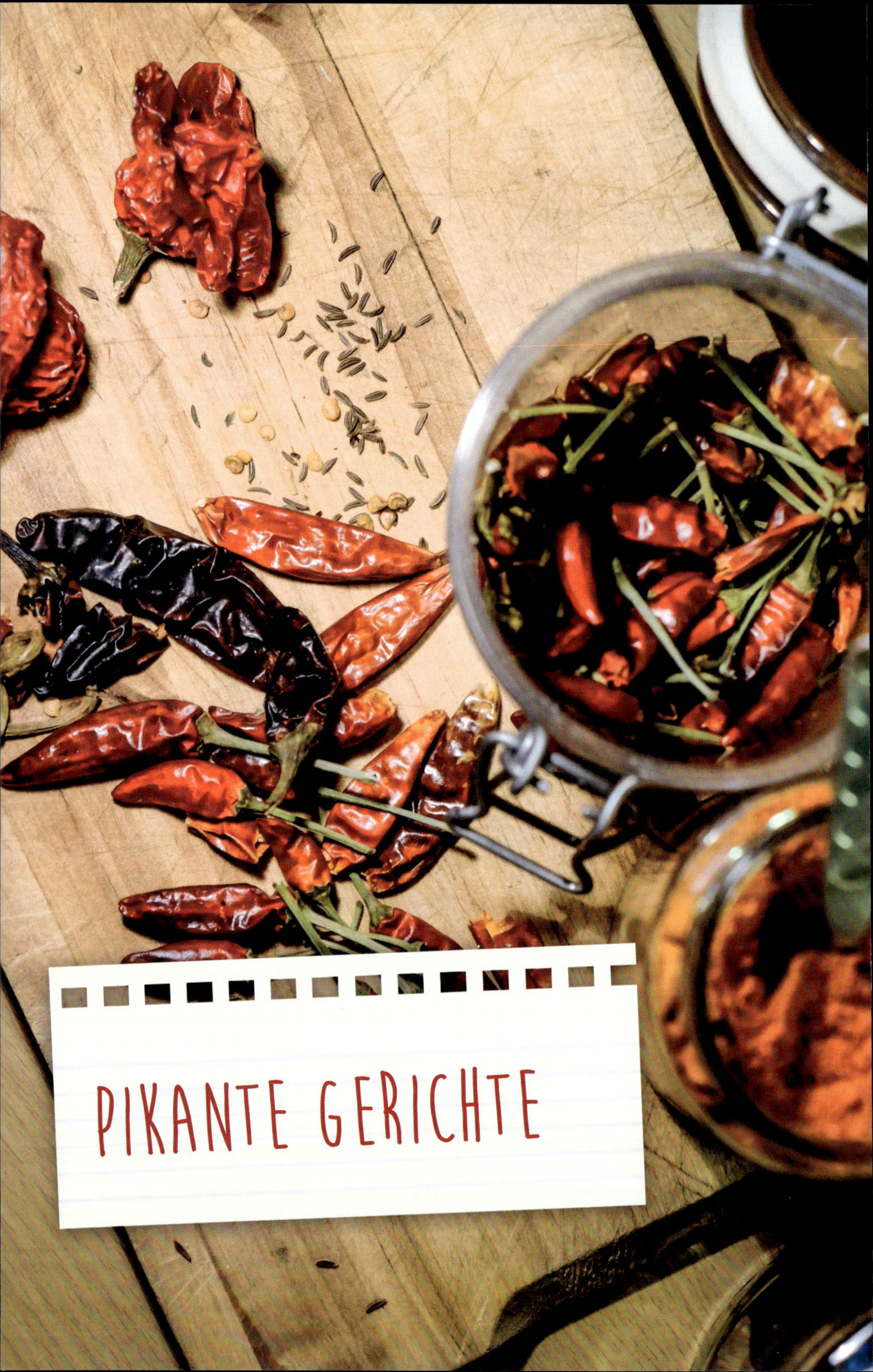

PIKANTE GERICHTE

6. KNÄCKEBROT MIT BRIE UND TRAUBEN

Für 2 Personen · ca. 10 Minuten

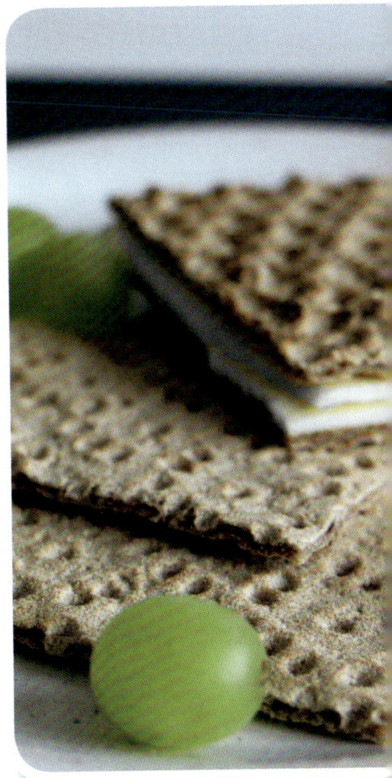

ZUTATEN

8 Scheiben Vollkorn-Knäckebrot
20 g Halbfettmargarine mit Phytosterinen
100 g blaue Trauben
100 g Brie
1/2 TL Zimt
einige Pistazien

NÄHRWERTE PRO PORTION
427 kcal · 45,4 g KH · 19,1 g F · 17,5 g EW · 4,5 BE/KHE

ZUBEREITUNG

1. Die Knäckebrot-Scheiben mit Margarine bestreichen. Die Trauben waschen und halbieren.
2. Die Brie-Scheibchen und Weintrauben auf den Broten verteilen und mit Zimt und Pistazien bestreuen.

TIPP
Noch kalorienarmer wird das Gericht mit Hüttenkäse statt Brie. Übrigens: Knäckebrot, ein ballaststoffreiches Vollkornprodukt, ist besonders gesund für Menschen, die den Blutzuckerspiegel nicht zu sehr belasten möchten.

---

7. VEGETARISCHER BROTAUFSTRICH

Für 2 Personen · ca. 30 Minuten

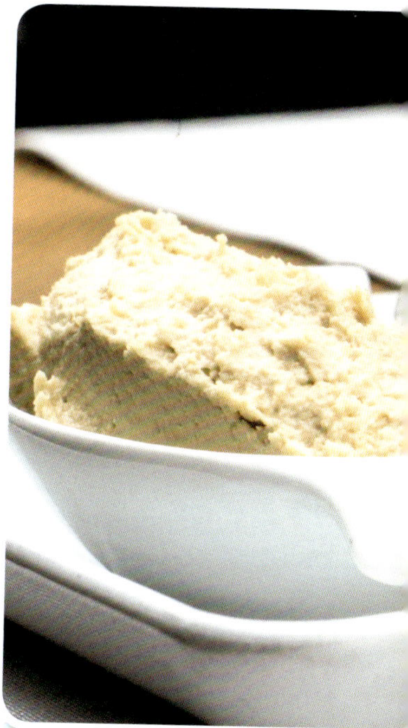

ZUTATEN

1/4 rote Zwiebel
1/2 Knoblauchzehe
40 g Linsen
120 ml Gemüsebrühe
1 TL mittelscharfer Senf
Salz
Pfeffer
flüssiger Süßstoff
Paprikapulver
gemahlener Koriander
2 Prisen Zimt
1 TL gehackte Petersilie
1 TL gehackter Schnittlauch

NÄHRWERTE PRO PORTION
50 kcal · 5 g KH · 3,7 g F · 1,2 g EW · 0 BE/KHE

ZUBEREITUNG

1. Die Zwiebel und die Knoblauchzehe abziehen und fein würfeln.
2. Die Linsen einweichen und in Gemüsebrühe 15 Minuten kochen (alternativ gekochte und gut abgetropfte Linsen aus der Dose verwenden).
3. Die Linsen mit den Zwiebel- und Knoblauchwürfeln sowie dem Senf vermischen und mit dem Pürierstab kurz pürieren.
4. Mit den Gewürzen und Zimt kräftig abschmecken. Die gehackten Kräuter unterheben.

TIPP
Der Aufstrich schmeckt köstlich zu Brot oder Kartoffeln. Er hält sich im Kühlschrank maximal eine Woche.

8. VOLLKORNBRÖTCHEN MIT BIRNEN UND HARZER KÄSE

Für 2 Personen · ca. 10 Minuten

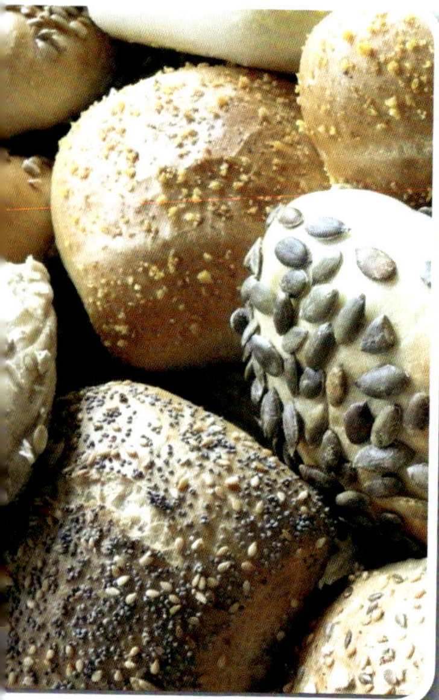

ZUBEREITUNG

1. Die Vollkornbrötchen durchschneiden und die Hälften toasten.
2. Die Birne schälen und in Scheiben schneiden. Die Zwiebel abziehen und in feine Würfel schneiden.
3. Die Brötchenhälften mit Halbfettmargarine bestreichen, darauf dünn Harzer Käse, die mit Zimt bestreuten Birnenscheiben und die Zwiebelwürfel verteilen.

TIPP

Obst ist kalorienarm, enthält vorwiegend Wasser und ist daher ideal für Diabetiker. Insulinpflichtige Diabetiker müssen aber den Kohlenhydratgehalt beachten und durch Insulin abdecken!

ZUTATEN

2 Vollkornbrötchen
1 Birne
1/2 rote Zwiebel
1 EL Halbfettmargarine mit Phytosterinen
60 g Harzer Käse
1/2 TL Zimt

NÄHRWERTE PRO PORTION

211 kcal · 31,2 g KH · 3,2 g F · 13,8 g EW ·2,5 BE/KHE

9. MÖHREN-INGWER-SUPPE MIT KRABBEN

Für 2 Personen · ca. 30 Minuten

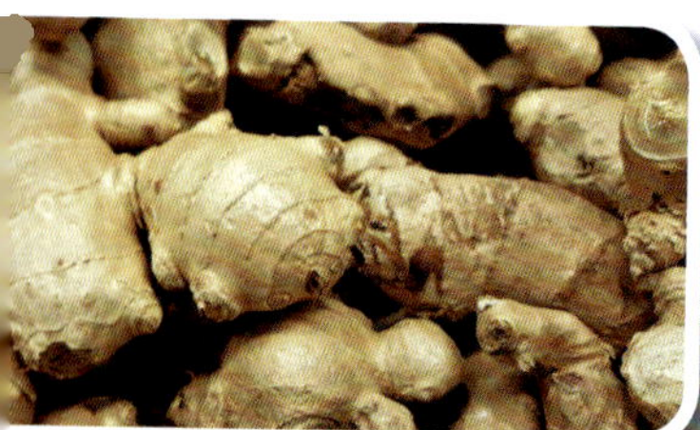

ZUBEREITUNG

1. Die Möhren waschen, putzen und in dünne Scheiben schneiden. Die Möhrenscheiben in Gemüsebrühe bissfest garen.
2. Einige Möhrenscheiben herausnehmen, den Rest pürieren, mit den Gewürzen, Ingwer und Knoblauch pikant abschmecken.
3. Die Krabben in Limettensaft marinieren und in die Möhrensuppe geben, kurz durchkochen. Die Sahne unterrühren.
4. Zum Servieren die beiseitegelegten Möhrenscheiben dazugeben und mit Petersilie garnieren.

TIPP

Möhren sind reich an Beta-Carotin, einer Vorstufe des fettlöslichen Vitamins A. Damit Vitamin A und Beta-Carotin aufgenommen werden können, benötigt der Organismus Fett. Daher sollten Sie zu Möhren immer eine winzige Menge davon aufnehmen. In diesem Rezept ist ausreichend Fett enthalten.

ZUTATEN

300 g Möhren
200 ml Gemüsebrühe
1/2 TL Zimt
flüssiger Süßstoff
Salz
Pfeffer
1 TL frisch geriebener Ingwer
1/4 durchgepresste Knoblauchzehe
100 g Krabben
1 TL Limettensaft
1 EL Sahne
etwas frisch gehackte Petersilie

NÄHRWERTE PRO PORTION

110 kcal · 8,3 g KH · 3,3 g F · 11,1 g EW · 0 BE/KHE

10. APFEL-KÜRBIS-SUPPE MIT HACKFLEISCHBÄLLCHEN

Für 2 Personen · ca. 45 Minuten

ZUTATEN

FÜR DIE SUPPE

1 Schalotte
300 g Kürbis
1 süßer Apfel (z. B. Golden Delicious)
1 TL Walnussöl
1 Msp. Zimt
Curry
Salz
Pfeffer
Koriander
Muskat
300 ml Gemüsebrühe

FÜR DIE HACKFLEISCHBÄLLCHEN

100 g Rinderhackfleisch
1 EL Magerquark
1 Ei
1/2 EL Curry
Salz
1/2 TL Senf
1 Msp. Zimt
1 EL gehackte Petersilie
1 TL Rapsöl

NÄHRWERTE PRO PORTION

187 kcal · 11,9 g KH · 7,5 g F · 17,4 g EW · 0,5 BE/KHE

ZUBEREITUNG

1. Für die Suppe die Schalotte abziehen und klein schneiden. Den Kürbis würfeln, den Apfel waschen und in Scheiben schneiden.
2. Apfel und Gemüse zusammen im Öl anbraten, mit den Gewürzen abschmecken und mit Gemüsebrühe aufgießen, einige Minuten dünsten und warm halten.
3. Für die Hackfleischbällchen das Fleisch mit dem Quark, dem Ei, den Gewürzen sowie der Petersilie vermischen.
4. Aus der Hackfleischmasse kleine Bällchen formen, diese in Rapsöl kräftig anbraten.
5. Die Hackfleischbällchen in die Suppe geben. Dazu passt ein frisch aufgebackenes Vollkornbrötchen.

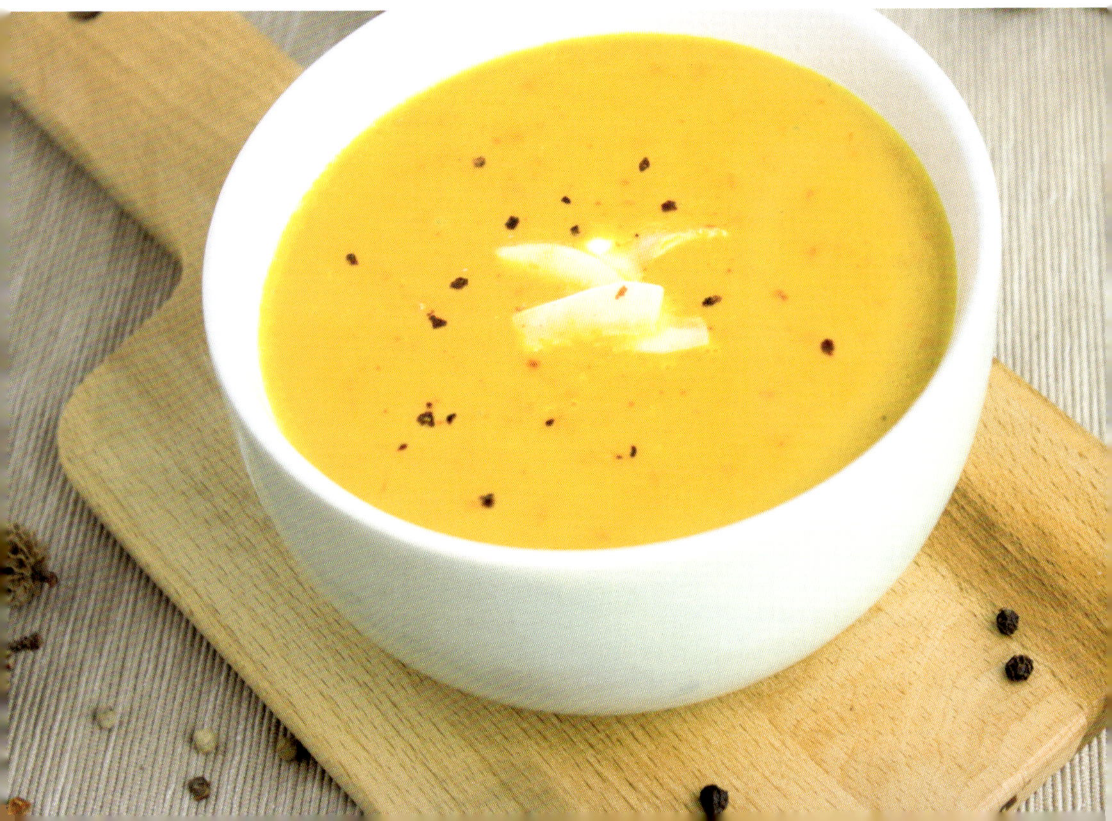

11. KARTOFFEL-APFEL-SUPPE MIT CHILI-SCHMAND

Für 2 Personen · ca. 30 Minuten

ZUBEREITUNG

1. Die Kartoffeln schälen und in Gemüsebrühe weich kochen. Die Zwiebel abziehen und fein hacken, die Möhren und den Apfel waschen, schälen und in Stücke schneiden.

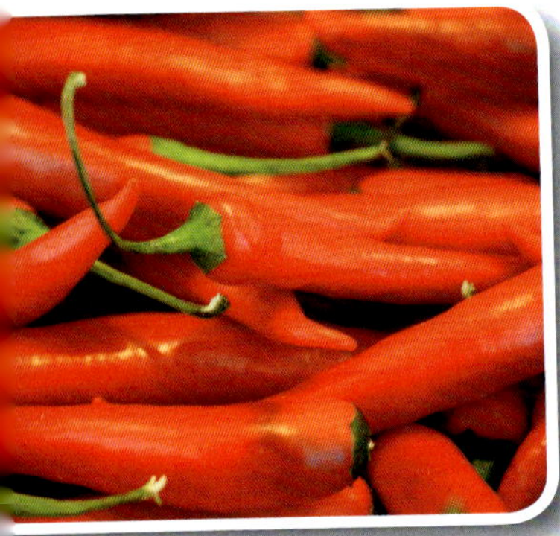

2. In einem Topf Zwiebeln, Möhren und Apfelstücke mit Zimt und Knoblauch in Rapsöl scharf anbraten und dann zu den Kartoffeln geben. Mit einer fein gehackten Chilischote, Salz, Pfeffer, Paprika und etwas Muskat abschmecken.
3. Den Schmand glatt rühren und mit Schnittlauch und Salz abschmecken.
4. Die Suppe mit dem Pürierstab pürieren und auf einen Suppenteller geben. Den mit Chilipulver abgeschmeckten Schmand darauf geben und mit Schnittlauchröllchen bestreuen.

ZUTATEN

250 g Kartoffeln
200 ml Gemüsebrühe
1 kleine Zwiebel
1 kleine Möhre
1 Apfel
1/2 Knoblauchzehe
1 TL Rapsöl
1/2 Chilischote
100 g Schmand
Paprikapulver
Schnittlauch
Chilipulver
Pfeffer, Salz, Muskat, Zimt

NÄHRWERTE PRO PORTION
217 kcal · 30 g KH · 13,6 g F · 7,5 g EW · 2,5 BE/KHE

12. KICHERERBSEN-MANGO-SUPPE

Für 2 Personen · ca. 30 Minuten

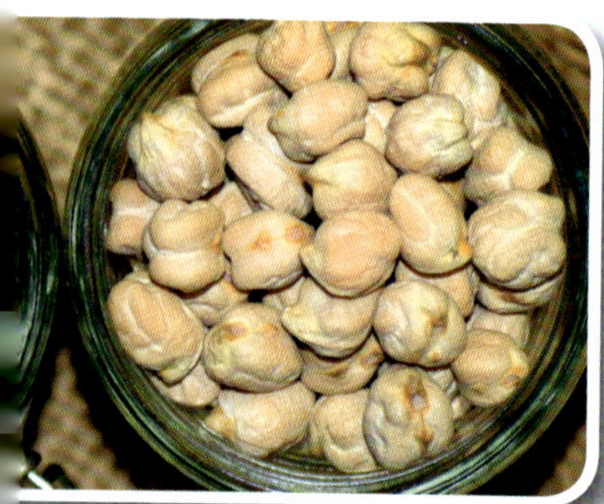

ZUBEREITUNG

1. Die Kichererbsen in einem Sieb abtropfen lassen. Die Mango waschen, am Kern entlang halbieren. Das Fruchtfleisch von innen bis zur Schale im Kreuzmuster einschneiden und die so entstehenden Würfel mit einem Löffel von der Schale entfernen.
2. Die Mangostücke mit Rapsöl in einem Topf leicht andünsten. Die Kichererbsen und die Kokosmilch dazugeben und das ganze 7 Minuten köcheln lassen.
3. Die Suppe pürieren und je nach Belieben mit mehr oder weniger Wasser eine dickere oder dünnere Suppe herstellen. Zum Schluss mit Süßstoff, Salz, Curry, Zimt und Pfeffer abschmecken.

TIPP

Als Hülsenfrüchte bleiben Kichererbsen weitgehend unverdaut und haben einen ganz niedrigen Glyx (glykämischen Index). Sie sind ideal für Diabetiker und helfen auch beim gesunden Abnehmen.

ZUTATEN

1 Dose Kichererbsen
1 reife Mango
1TL Rapsöl
1/2 Dose Kokosmilch
Süßstoff
Salz
Curry
1 TL Zimt
Pfeffer

NÄHRWERTE PRO PORTION
366 kcal · 56,8 g KH · 8,2 g F · 14,3 g EW · 4,0 BE/KHE

13. BANDNUDELN MIT ANANAS-PAPRIKA-MANGO-SAUCE

Für 2 Personen · ca. 30 Minuten

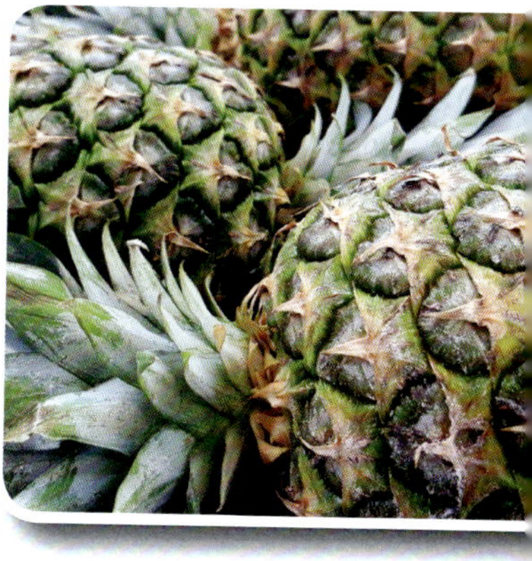

ZUTATEN

200 g Ananas
1 Mango
2 rote Paprikaschoten
1 EL Rapsöl
2 EL Fruchtzucker
150 ml trockener Rotwein
1/2 Chilischote
Salz, Pfeffer, Curry
1 TL Zimt
1 EL Speisestärke
etwas Gemüsebrühe
(oder Wasser)
150 g Vollkornbandnudeln

NÄHRWERTE PRO PORTION
527 kcal · 86,8 g KH · 8,2 g F · 3,2 g EW · 7,0 BE/KHE

ZUBEREITUNG

1. Ananas und Mango schälen und in mundgerechte Stücke schneiden. Paprikaschoten waschen, putzen und in Streifen schneiden.
2. Obst und Paprika in Rapsöl kräftig anbraten und mit Fruchtzucker karamellisieren. Mit Rotwein ablöschen und mit der klein gehackten Chilischote, Curry, Pfeffer, Salz und Zimt würzen.
3. Speisestärke in etwas kalter Gemüsebrühe anrühren und zum Gemüse geben, einmal aufkochen lassen.
4. Die Vollkornnudeln in reichlich kochendem Wasser bissfest garen und in der Pfanne mit der Sauce mischen.

TIPP
Diese köstlich süß-saure Sauce passt auch hervorragend zu anderen Pasta-Sorten, etwa Spaghetti oder Spirelli. Achten Sie jedoch darauf, dass Sie Vollkornnudeln verwenden.

14. KOHLRABI-APFEL-GEMÜSE MIT INGWER UND KNOBLAUCH

Für 2 Personen · ca. 30 Minuten

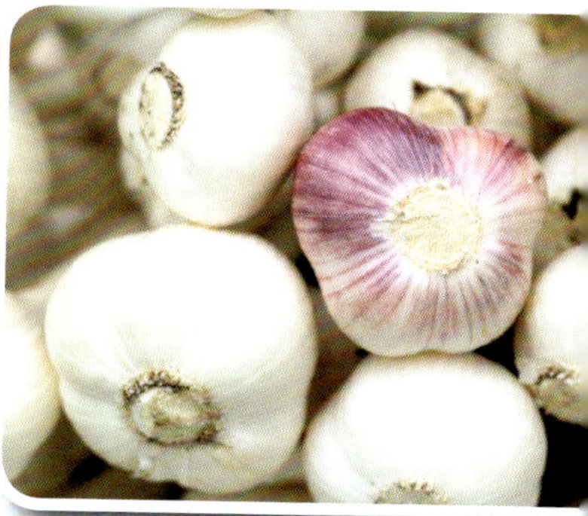

ZUTATEN

400 g Kohlrabi
2 Knoblauchzehen
2 Äpfel
1 kleines Stück Ingwer
2 Scheiben gekochter Schinken
2 TL Zimt
2 TL Haselnussöl
frisch gehackte Kräuter
Salz
Pfeffer
Curry
Paprika
etwas Gemüsebrühe

NÄHRWERTE PRO PORTION
199 kcal · 23,1 g KH · 6,9 g F · 10,4 g EW · 2,0 BE/KHE

ZUBEREITUNG

1. Kohlrabi und Knoblauch schälen und würfeln. Die Äpfel waschen, schälen und in Scheiben schneiden. Den Ingwer fein reiben. Den Schinken würfeln.
2. Kohlrabi, Knoblauch und Apfelscheiben mit dem Zimt in heißem Öl kräftig anbraten, die Kräuter und den Ingwer dazugeben und mit den übrigen Gewürzen kräftig abschmecken.
3. Das Gemüse mit einem Schuss Brühe ablöschen und die Schinkenwürfel dazugeben. Dazu passen Pellkartoffeln oder Vollkornreis.

TIPP
Kohlrabi ist sehr kalorienarm und besteht zu mehr als 80 Prozent aus Wasser. Das Gemüse ist ideal für Diabetiker und hilft auch beim Abnehmen. Knabbern Sie daher einfach immer mal wieder Kohlrabistückchen – gegen den kleinen Hunger zwischendurch!

15. PUTENFILET MIT APFELKRUSTE AUF LINSEN

Für 2 Personen · ca. 45 Minuten

ZUBEREITUNG

1. Die Putenbrust würzen und in der Pfanne mit 1 Esslöffel Rapsöl von jeder Seite 2 Minuten anbraten.
2. Die Möhren schälen und in Scheiben schneiden. Die Linsen waschen und in Gemüsebrühe mit den Möhren bissfest kochen. Die Brühe abgießen.
3. Einen Apfel schälen und raspeln. Mit dem Linsengemüse mischen und mit den Gewürzen abschmecken, Schnittlauchröllchen unterheben.
4. Alles in eine mit 1 Esslöffel Rapsöl ausgestrichene Auflaufform geben. Die Putenbrust daraufgeben. Den Backofen auf 200 °C vorheizen.
5. Den zweiten Apfel schälen und in eine kleine Schüssel reiben. Den durchgepressten Knoblauch und Petersilie dazugeben, abschmecken und mit Paniermehl mischen. Diese Mischung auf die Putenbrust streichen.
6. Im vorgeheizten Backofen 10 bis 15 Minuten grillen, bis die Kruste braun ist. Dazu passen Vollkornspätzle.

ZUTATEN

300 g Putenbrust ohne Haut
2 EL Rapsöl
200 g Möhren
100 g rote Linsen
ca. 400 ml Gemüsebrühe
2 Äpfel
Salz, Pfeffer, Curry
1 Msp. Zimt
bunter Pfeffer
Schnittlauchröllchen
1/2 Knoblauchzehe
frisch gehackte Petersilie
4 EL Paniermehl

NÄHRWERTE PRO PORTION

495 kcal · 49 g KH · 13 g F · 44,2 g EW · 4,0 BE/KHE

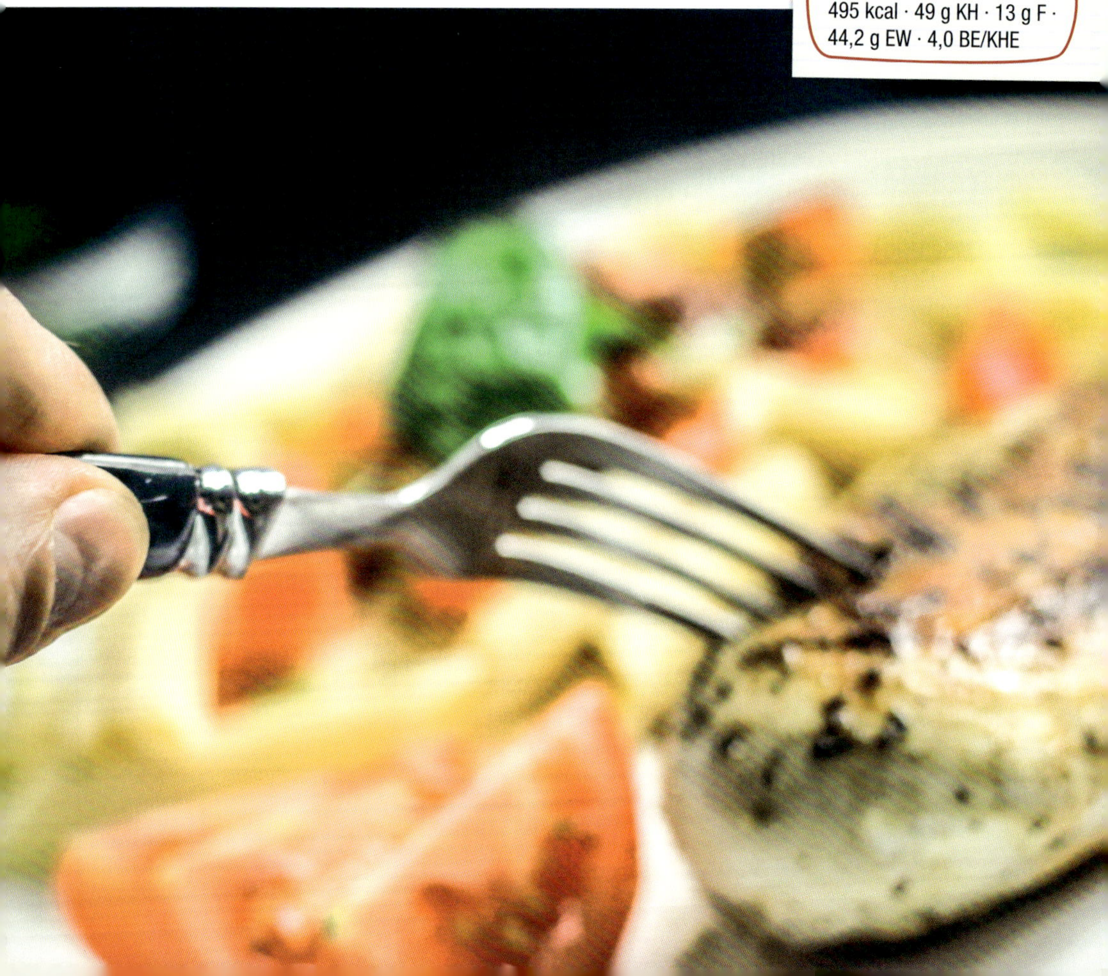

16. HÄHNCHENCURRY MIT GEMÜSE

Für 2 Personen · ca. 40 Minuten

ZUTATEN

200 g Hähnchenbrustfilet
2 Msp. China-Gewürzmischung
2 EL Sesamöl
100 g Basmatireis
4 Möhren
2 Paprika
40 g Bambussprossen
1 EL grüne Curry-Paste
200 ml Kokosmilch ungesüßt
100 ml Geflügelfond
1 TL Zimt
20 g Cashewnüsse

NÄHRWERTE PRO PORTION
567 kcal · 68 g KH · 18 g F · 33 g EW · 5,5 BE/KHE

ZUBEREITUNG

1. Hähnchenfleisch waschen, trocken tupfen und in feine Streifen schneiden. Mit der Gewürzmischung und 1 TL Öl marinieren.
2. Basmatireis nach Packungsanweisung garen.
3. Inzwischen Möhren und Paprika waschen, putzen und klein würfeln. Sprossen waschen.
4. Nun das restliche Öl im Wok (oder in der Pfanne) erhitzen und die Currypaste kurz anschwitzen. Kokosmilch und den Geflügelfond zugeben und kurz aufkochen lassen.
5. Dann Fleisch, Gemüse, Sprossen und Zimtpulver zugeben und etwa 10 Minuten köcheln lassen.
6. Den Curry mit Cashewnüssen bestreuen und mit Reis servieren.

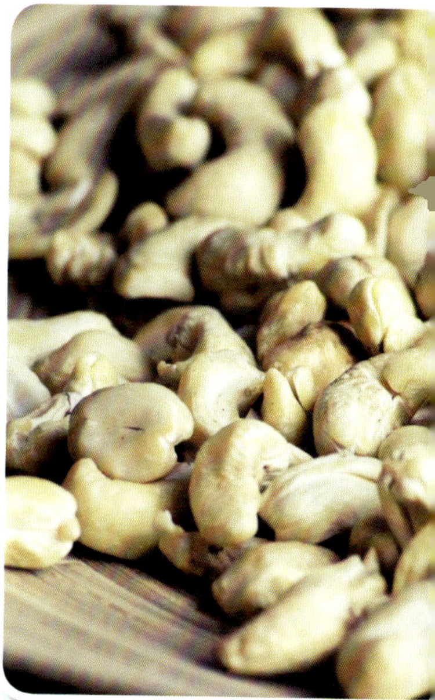

17. PUTENSAUERBRATEN MIT ZIMTROTKOHL

Für 2 Personen · ca. 90 Minuten

UTATEN

Zwiebel
Möhre
/2 Porreestange
/4 Sellerieknolle
/4 l Rotwein
EL Essig
üßstoff
Lorbeerblätter
Wacholderbeeren
fefferkörner
lelken
/4 Zimtstange
00 g Putenbrust
1 Apfel
1/4 Rotkohl
1 TL Rapsöl
2 EL Tomatenmark
1 EL Apfelmus
1 EL Preiselbeeren
1 TL Zimt
Salz
Pfeffer
Muskat
1 EL Mehl

NÄHRWERTE PRO PORTION
432 kcal · 32,3 g KH · 5,1 g F · 42,9 g EW · 2,5 BE/KHE

ZUBEREITUNG

1. Für die Beize das Gemüse putzen, zerkleinern und in eine Schüssel mit 150 ml Wasser, Rotwein, Essig, wenig Süßstoff, Lorbeer, Wacholder, Pfefferkörner, Nelken und Zimtrinde geben.
2. Fleisch mit Bindfaden zu einer Rolle binden und in die Beize legen, 2 bis 3 Tage ziehen lassen.
3. Apfel schälen und in Scheiben schneiden. Rotkohl in Streifen schneiden. Fleisch in Öl anbraten, herausnehmen. Apfelscheiben andünsten, Tomatenmark zufügen, mit der Beize aufgießen und aufkochen lassen.
4. Fleisch etwa 40 Minuten schmoren lassen, mit 1 bis 2 Esslöffel Essig, Preiselbeeren, Zimt, Salz, Pfeffer und Muskat nachwürzen. Rotkohl zugeben, Apfelmus und Brühe, Lorbeer, Wacholder und Nelken aus der Beize dazugeben und garen lassen.
5. Fleisch herausnehmen. Rotkohl mit etwas Mehl andicken. Dazu passen Kartoffelknödel.

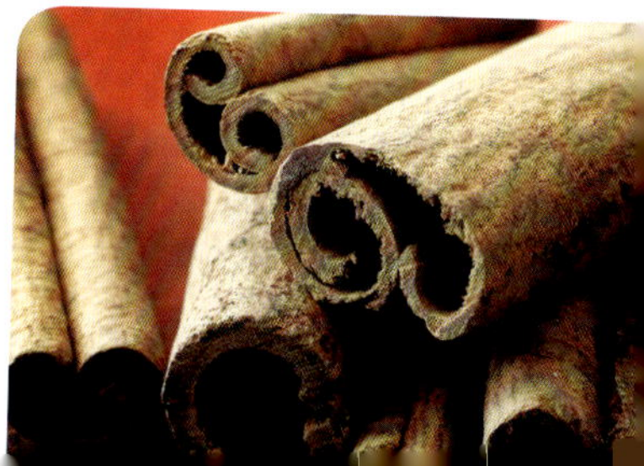

18. BOHNEN-LAMM-GESCHNETZELTES

Für 2 Personen · ca. 90 Minuten

ZUBEREITUNG

1. Über Nacht die Rosinen in 150 ml Rotwein einweichen.
2. Knoblauch und Zwiebeln abziehen, Knoblauch fein hacken, Zwiebeln würfeln. Möhren schälen und in Scheiben schneiden.

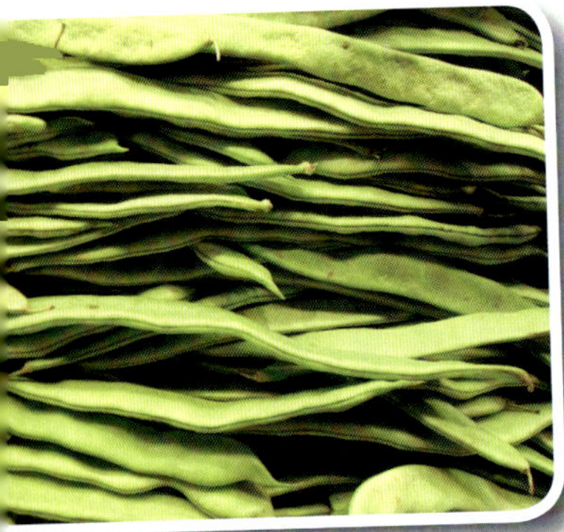

3. Das Öl erhitzen, Lammfiletwürfel, Knoblauch, Zwiebeln, Gewürze, Tomatenmark und Möhrenscheiben darin kräftig anbraten. Mit restlichem Rotwein aufgießen, die Rosinen dazugeben und bei kleiner Flamme 15 Minuten köcheln lassen. Etwa 150 ml Gemüsebrühe aufgießen, weitere 10 Minuten köcheln lassen.
4. Grüne Bohnen mit Bohnenkraut in der restlichen Gemüsebrühe bissfest garen, abtropfen und unter das Geschnetzelte heben, mit saurer Sahne legieren. Dazu passen Rosmarinkartoffeln aus dem Backofen.

ZUTATEN

1 EL Rosinen
200 ml trockener Rotwein
2 Knoblauchzehen
2 Zwiebeln
2 Möhren
1 EL Rapsöl
300 g Lammfilet (in Würfeln)
Salz, Pfeffer
2 TL Zimt
2 EL Tomatenmark
300 ml Gemüsebrühe
400 g grüne Bohnen
1 Zweig Bohnenkraut
100 g saure Sahne

NÄHRWERTE PRO PORTION
567 kcal · 20,6 g KH · 22,7 g F · 49,4 g EW · 1,5 BE/KHE

19. GEBACKENE FORELLE MIT PFLAUMENGEMÜSE

Für 2 Personen · ca. 45 Minuten

ZUBEREITUNG

1. Die Pflaumen über Nacht in Rotwein einweichen.
2. Schalotten abziehen und vierteln, Möhren und Staudensellerie putzen und in Scheiben schneiden. Alles zusammen kurz in heißem Rapsöl blanchieren.

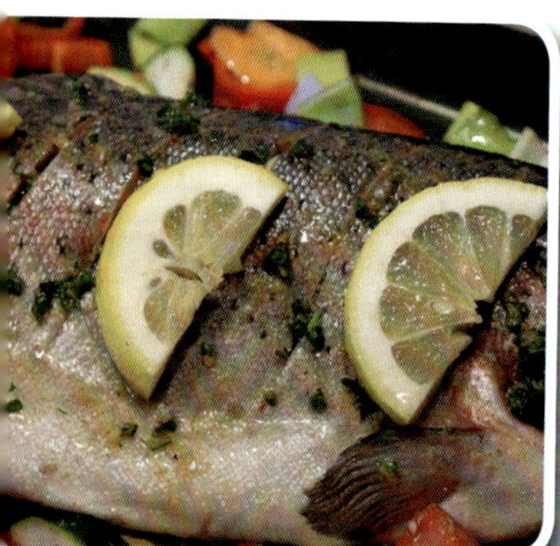

3. Gesäuberte Forellen je viermal an der Oberseite einschneiden und von innen mit Zitronensaft leicht säuern und salzen. In eine feuerfeste und gebutterte Form legen. Mit Essig beträufeln.
4. Den Backofen auf 200 °C vorheizen. Das vorbereitete Gemüse, Pflaumen, Zimtstange und Knoblauch um die Forellen legen. Den Schmand mit etwas Rotweinessig und den Gewürzen verrühren und die Fische damit begießen.
5. Mit Margarineflocken besetzen und mit Alufolie abdecken. Im Backofen ca. 30 Minuten backen. Dazu passt mit Parmesankäse überbackenes Kartoffelpüree.

ZUTATEN

50 g Trockenpflaumen
100 ml Rotwein
80 g Schalotten
250 g Möhren
100 g Staudensellerie
1/2 TL Rapsöl
2 kleine Forellen
Zitronensaft
Salz, Pfeffer
1/2 Zimtstange
1/4 Knoblauchzehe
100 g Schmand
1 TL Rotweinessig
Schnittlauch
2 EL Diätmargarine
Butter für die Form

NÄHRWERTE PRO PORTION
617 kcal · 25 g KH · 26 g F · 64,3 g EW · 2,0 BE/KHE

20. FISCH MIT APFEL-PORREE-GEMÜSE

Für 2 Personen · ca. 30 Minuten

ZUTATEN

300 g Kabeljaufilets
4 EL Zitronensaft
Salz
1 EL frisch gehackter Dill
300 g Porreestangen
2 Äpfel
1/2 Knoblauchzehe
2 TL Rapsöl
150 ml Gemüsebrühe
Pfeffer
Curry
1/2 TL Zimt
Schnittlauchröllchen
400 g Pellkartoffeln

ÄHRWERTE PRO PORTION

42 kcal · 51,8 g KH · 7,5 g F · 8,6 g EW · 4,0 BE/KHE

ZUBEREITUNG

1. Die Kabeljaufilets waschen, säubern, mit Zitronensaft beträufeln und salzen. Den gehackten Dill darüber geben. 30 Minuten marinieren.
2. Porree putzen, waschen und in schräge Ringe schneiden. Apfel schälen und in Scheiben schneiden. Knoblauch abziehen und würfeln.
3. Öl in einer großen Pfanne erhitzen, Knoblauch, Porree und Apfelscheiben kräftig darin anbraten, mit Gemüsebrühe ablöschen und 1 Minute dünsten.
4. Kabeljaufilets darauflegen und nach 1 bis 2 Minuten umdrehen, mit Pfeffer, Curry und Zimt würzen und zum Schluss Schnittlauchringe darüber streuen.
5. Kartoffeln mit Schale garen und dazu reichen.

TIPP

Seefisch ist besonders gesund, da er fettarm ist, leicht verdauliches Eiweiß enthält und wichtiges Jod und Vitamin D liefert.

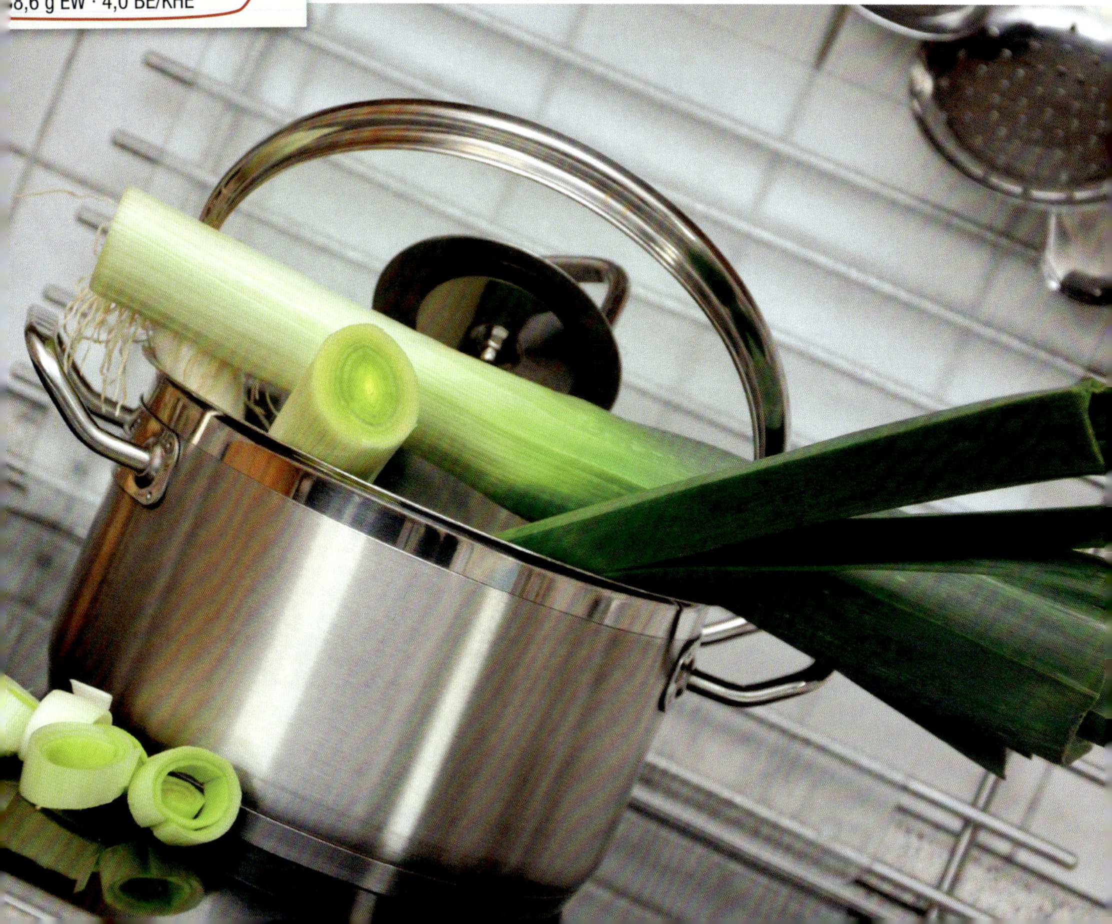

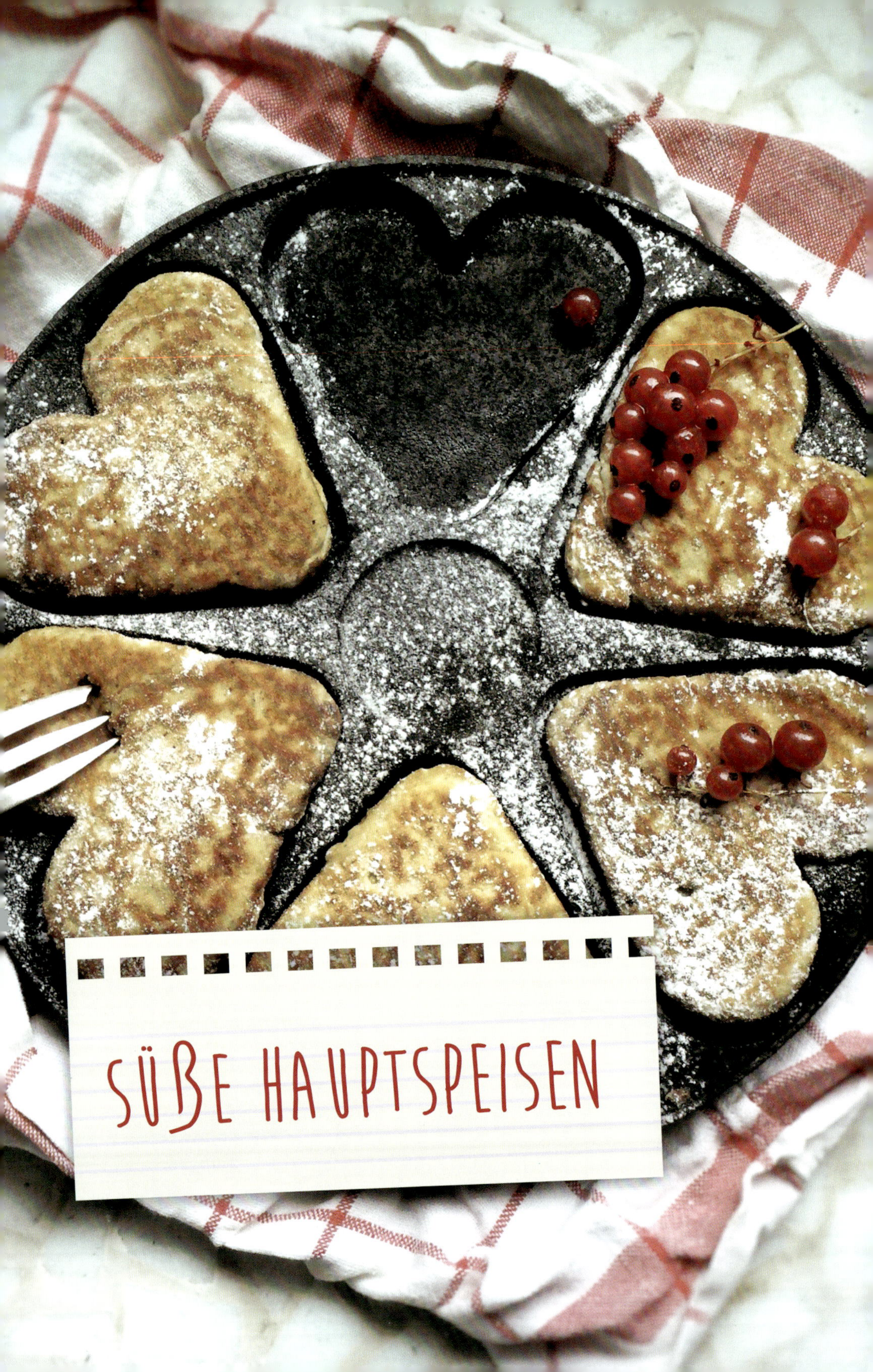

SÜßE HAUPTSPEISEN

21. QUARKAUFLAUF MIT ERDBEERKOMPOTT

Für 2 Personen · ca. 70 Minuten

ZUTATEN

300 g Erdbeeren
2 EL Limettensaft
1/2 TL Zimt
200 g Magerquark
1/2 Tasse Mineralwasser
flüssiger Süßstoff
1 Ei
1/4 Päckchen Vanillepuddingpulver
abgeriebene Schale von 1/2 unbehandelten Zitrone
1/2 TL Walnussöl

NÄHRWERTE PRO PORTION
172 kcal · 20,8 g KH · 2,3 g F · 14,7 g EW · 1,5 BE/KHE

ZUBEREITUNG

1. Die Erdbeeren heiß waschen und die Stielansätze entfernen. Die Beeren halbieren, mit 1 1/2 Esslöffel Limettensaft beträufeln und mit etwas Zimt bestäuben.
2. Den Backofen auf 180 °C vorheizen. Den Quark mit Mineralwasser cremig rühren, mit Süßstoff abschmecken. Ei, Vanillepuddingpulver, Zitronenschale, den restlichen Zimt und Limettensaft dazugeben und gut vermengen.
3. Eine feuerfeste Form mit Walnussöl ausfetten und die Quarkmasse hineingeben. Abgedeckt im vorgeheizten Backofen 30 bis 40 Minuten backen.

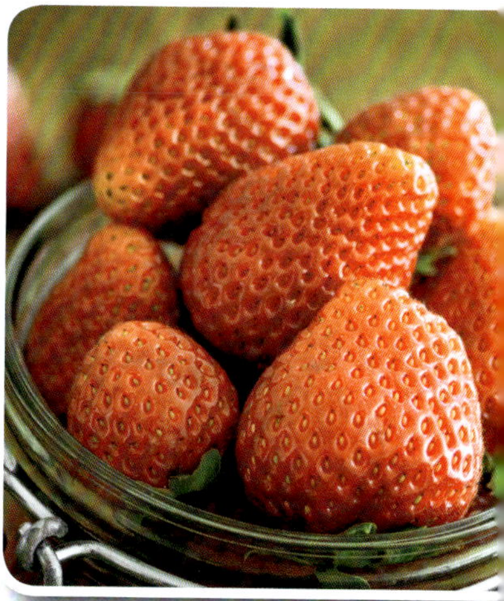

TIPP
Neben Zimt sind auch Zink, Chrom, Omega-3-Fettsäuren und L-Carnitin in der Lage, die Insulinwirkung zu verbessern.

22. ARME RITTER MIT APFEL-PFLAUMEN-KOMPOTT

Für 2 Personen · ca. 30 Minuten

ZUTATEN

2 Vollkornbrötchen
100 ml fettarme Milch
flüssiger Süßstoff
Vanillearoma
2TL Zimt
2 Eier
4 EL fettarme Milch
1 EL Walnussöl
1 Apfel
150 g Pflaumen
2 EL Limettensaft
flüssiger Süßstoff

NÄHRWERTE PRO PORTION
344 kcal · 41,5 g KH · 13,1 g F · 14,2 g EW · 3,5 BE/KHE

ZUBEREITUNG

1. Die Vollkornbrötchen durchschneiden, die Milch mit Süßstoff, Vanille und 1/2 Teelöffel Zimt vermischen und die Brötchenhälften darin einweichen.
2. Die Eier mit 4 Esslöffel Milch und 1/2 Teelöffel Zimt vermischen, anschließend die Brötchenhälften darin wenden.
3. In einer Pfanne das Öl erhitzen und die Brötchen hälften darin braun anbraten. Mit 1/2 Teelöffel Zimt bestäuben.
4. Für das Apfel-Pflaumen-Kompott den Apfel waschen, schälen und in Spalten schneiden, die Pflaumen entsteinen. Etwa 100 ml Wasser mit Limettensaft und 1/2 Teelöffel Zimt zum Kochen bringen, Apfelspalten und entsteinte Pflaumen darin einige Minuten kochen und mit Süßstoff abschmecken.
5. Das Kompott zu den noch warmen Brötchenhälften warm oder kalt servieren.

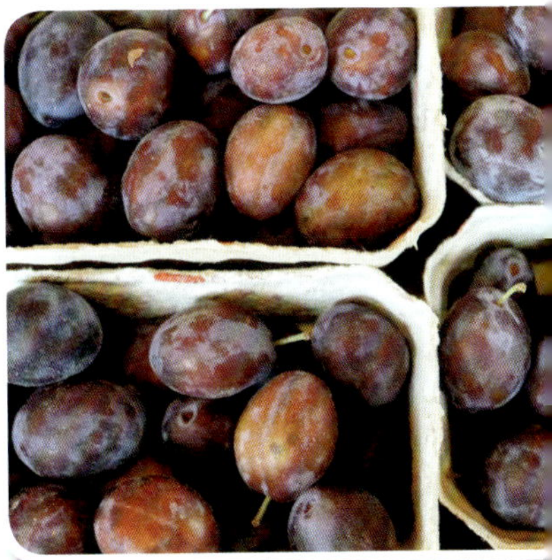

23. ERDBEERPFANNKUCHEN

Für 2–3 Personen · ca. 30 Minuten

ZUBEREITUNG

1. Die Eier trennen, das Eigelb mit dem Fruchtzucker schaumig rühren, das Eiweiß mit Zitronensaft steif schlagen.
2. Das Mehl mit dem Backpulver sieben, anschließend mit der Milch gut verrühren. Zimt, Salz und Süßstoff dazugeben, das Eigelb und das Eiweiß vorsichtig darunter heben.
3. Die Erdbeeren säubern. Die Minzeblätter zerpflücken und mit den geviertelten Erdbeeren und etwas Zimt unter den Pfannkuchenteig mischen.
4. In einer Pfanne in Rapsöl von beiden Seiten goldbraun braten.

TIPP

Statt Fruchtzucker können Sie auch Sorbit, Xylit oder Isomalt verwenden. Wenn Sie Zucker verwenden möchten, tauschen Sie die Fruchtzuckermenge 1 zu 1 aus.

ZUTATEN

2 Eier
1 EL Fruchtzucker
1 TL Zitronensaft
100 g Weizenvollkornmehl
100 g Weizenmehl Type 405
2 TL Backpulver
350 ml fettarme Milch
ca. 1 TL Zimt
1 Prise Salz
flüssiger Süßstoff
150 g Erdbeeren
Minzeblätter
2 EL Rapsöl

NÄHRWERT PRO PORTION

420 kcal · 57,6 g KH · 13,4 g F · 15,9 g EW · 4,5 BE/KHE

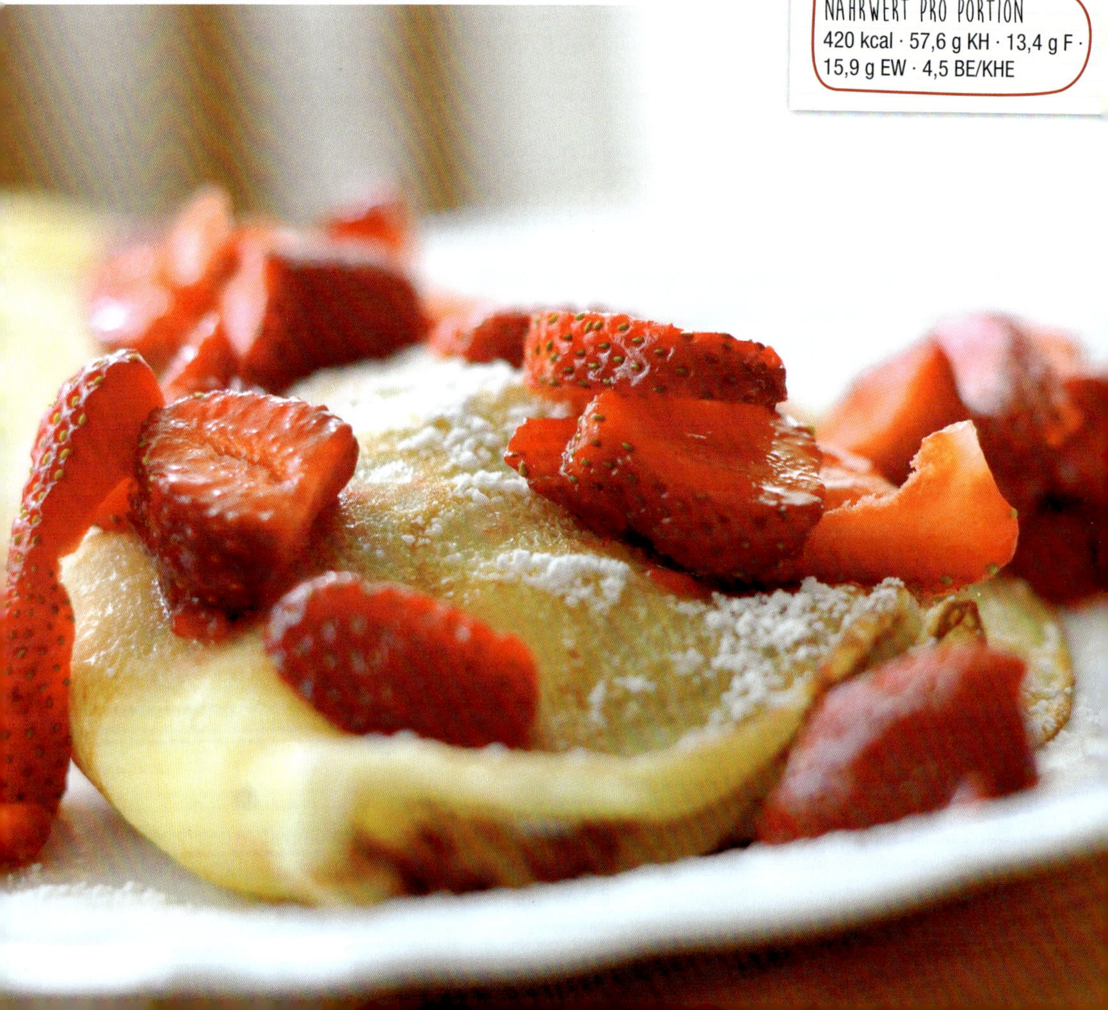

24. APFEL-ROSINEN-REIS

Für 2 Personen · ca. 30 Minuten

ZUTATEN

2 Äpfel
60 g Rundkornreis
flüssiger Süßstoff
4 EL Zitronensaft
Vanillearoma
2 EL Rosinen
2 1/2 TL Zimt
2 EL Fruchtzucker

NÄHRWERTE PRO PORTION

343 kcal · 77,3 g KH · 0,9 g F · 3,2 g EW · 6,5 BE/KHE

ZUBEREITUNG

1. Die Äpfel schälen und in kleine Stücke schneiden.
2. In einem Topf 300 ml Wasser mit dem Reis, etwas Süßstoff, dem Zitronensaft, den Apfelstücken, der Vanille, den Rosinen und 1/2 Teelöffel Zimt zum Kochen bringen. So lange köcheln lassen, bis der Milchreis weich ist. Eventuell noch etwas Wasser zugeben.
3. Fruchtzucker mit dem restlichen Zimt mischen und über den heißen Apfelreis geben, heiß servieren.

TIPP

Dieses leckere Reisgericht hilft nicht nur durch seinen hohen Zimtgehalt bei der Blutzuckerregulation: Wird Reis ohne Salz gekocht, schwemmt der Verzehr überflüssiges Wasser aus dem Körper und senkt auch den Blutdruck.

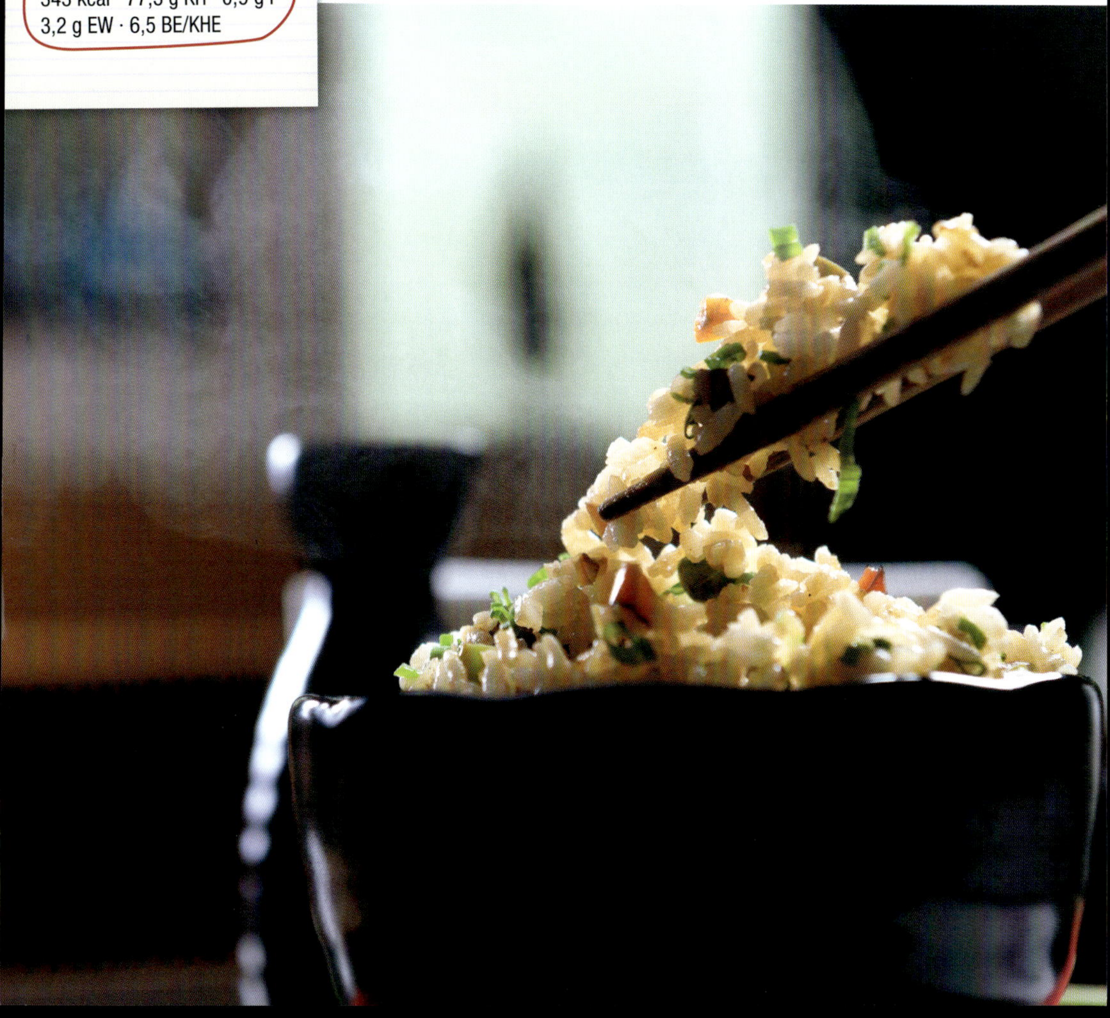

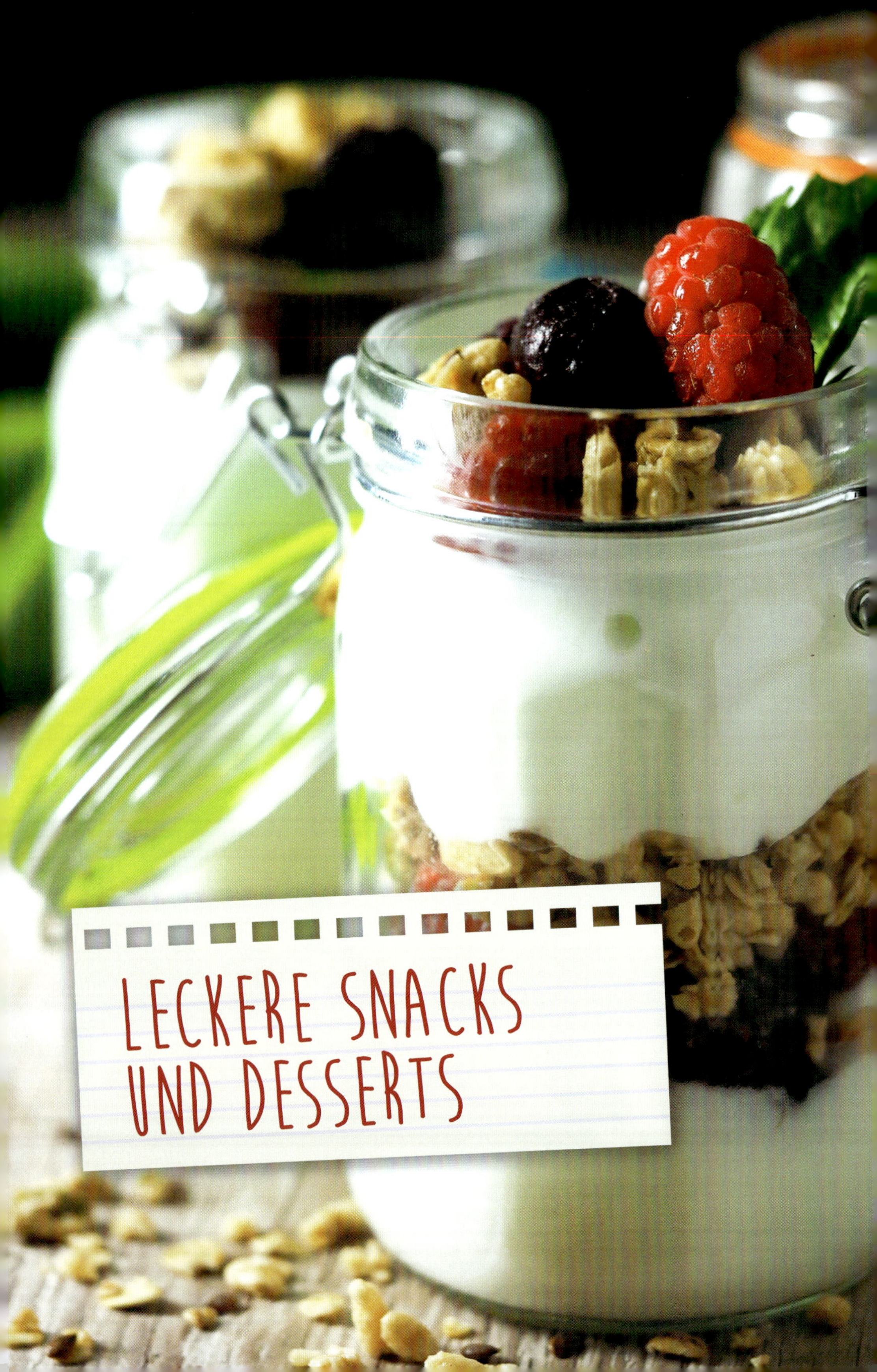

LECKERE SNACKS UND DESSERTS

25. APFEL-NUSS-MÜSLI

Für 2 Personen · ca. 20 Minuten

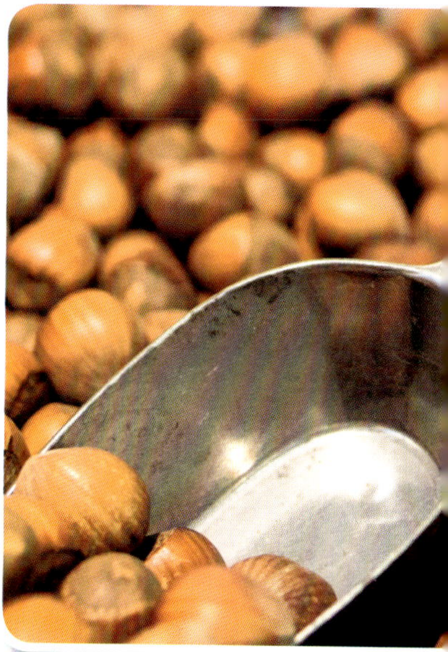

ZUTATEN

4 gehäufte EL kernige Haferflocken
1 gehäufter EL Leinsamen (ungeschrotet)
2 EL Haselnüsse
1 mittelgroßer Apfel
2 TL Zitronensaft
1 EL Rosinen
Rumaroma
1 Becher fettarmer Joghurt
Süßstoff
1/2 TL Zimt

NÄHRWERTE PRO PORTION
340 kcal · 43 g KH · 12,5 g F · 12,3 g EW · 3,0 BE/KHE

ZUBEREITUNG

1. Die Haferflocken, die Leinsamen und die gehackten Haselnüsse in der Pfanne trocken anrösten.
2. Den Apfel waschen und das Kerngehäuse entfernen. Grob raspeln und mit etwas Zitronensaft beträufeln.
3. Die Rosinen in heißem Wasser einweichen, mit Rumaroma und Zitronensaft aromatisieren.
4. Den Joghurt mit etwas Wasser glatt rühren, Süßstoff und Zimt dazugeben und alle Zutaten vermischen.

TIPP
Nüsse sind hochwertige Lebensmittel, die dem Organismus reichlich fettlösliche Vitamine, herzgesunde Fettsäuren und cholesterinspiegelsenkende Phytosterine liefern. Essen Sie möglichst jeden Tag eine Handvoll Nüsse oder Mandeln!

26. MANGOQUARK MIT SCHOKOMÜSLI

Für 2 Personen · ca. 15 Minuten

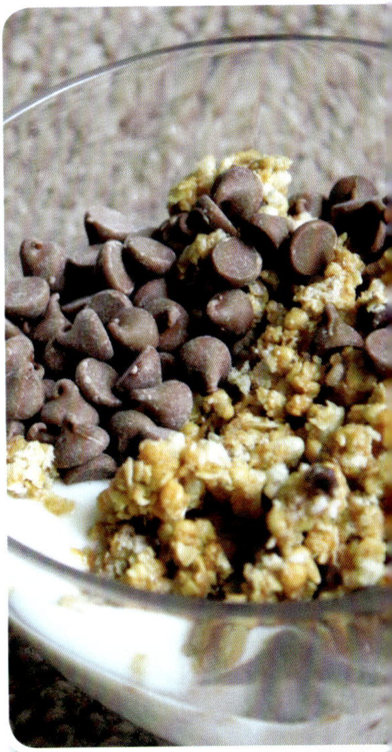

ZUTATEN

1 Mango
200 Magerquark
20 g Schokoraspel aus Bitterschokolade
4 EL Vollkornhaferflocken
Süßstoff
Limettensaft
Vanillemark
1/2 TL Zimt

NÄHRWERTE PRO PORTION
278 kcal · 35 g KH · 6 g F · 18 g EW · 3,0 BE/KHE

ZUBEREITUNG

1. Die Mango schälen, das Fruchtfleisch vom Kern lösen und klein würfeln. Die Würfel unter den Quark heben.
2. Die Schokoraspel mit den Haferflocken, dem Süßstoff, Limettensaft, Vanillemark und Zimt vermengen und ebenfalls unterheben.

TIPP
Durch seinen hohen Ballaststoffgehalt ist Müsli besonders sättigend. Die Ballaststoffe binden große Mengen Flüssigkeit. Daher müssen Sie zu ballaststoffreichen Mahlzeiten viel trinken.

27. ROTE GRÜTZE MIT PFLAUMEN UND HIMBEEREN

Für 2 Personen · ca. 30 Minuten

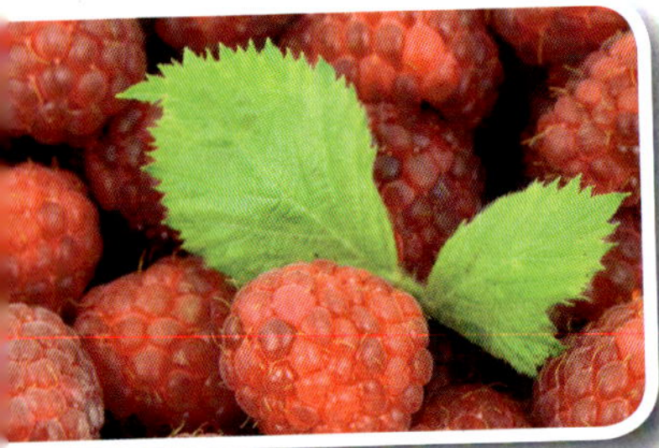

ZUBEREITUNG

1. Himbeeren und Pflaumen waschen und in mundgerechte Stücke schneiden.
2. Gut 100 bis 200 ml Wasser mit der abgeriebenen Orangenschale, dem Zitronensaft, der Zimtstange und dem Sago zum Kochen bringen. So lange köcheln lassen, bis der Sago glasig ist.
3. Die Zimtstange herausnehmen, das Obst 2 Minuten mitkochen, mit Zimt, Rumaroma und Süßstoff abschmecken.
4. Die Rote Grütze in Glasschälchen füllen und abgedeckt kühl stellen.

ZUTATEN

200 g Himbeeren
200 g Pflaumen
abgeriebene Schale von
1/2 unbehandelten Orange
1 EL Zitronensaft
1 Zimtstange
2 EL Sago
1 TL Zimt
Rumaroma
flüssiger Süßstoff

NÄHRWERTE PRO PORTION

140 kcal · 28,2 g KH · 0,6 g F · 2,4 g EW · 2,0 BE/KHE

TIPP

Rote Grütze ist eine süße Leckerei, die durch ihren geringen Fettgehalt kaum zu B(a)uche schlägt. Wenn Sie statt Stärkemehl oder Sago Johannisbrotkernmehl verwenden, sparen Sie weitere Kalorien ein, denn Johannisbrotkernmehl dickt kalorienfrei an.

28. GRÜNE GRÜTZE

Für 2 Personen · ca. 15 Minuten

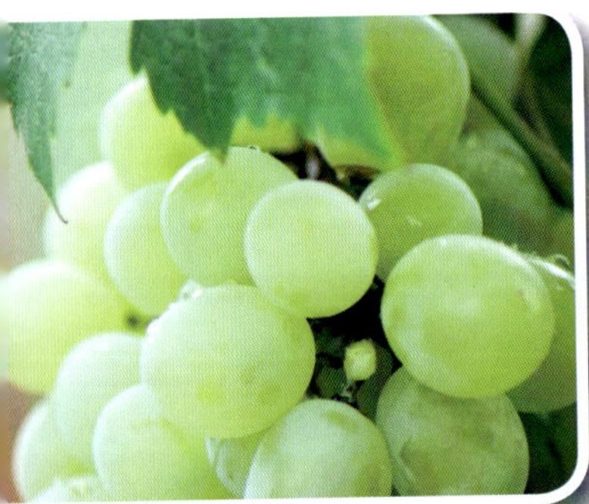

TIPP

Statt der angegebenen Obstsorten können Sie auch Pfirsich, Mango und Birne verwenden.

ZUBEREITUNG

1. Die Weintrauben waschen und in Hälften schneiden.
2. Den Apfel waschen, das Gehäuse entfernen und den Apfel mit Schale in große Stücke schneiden, anschließend mit Zitronensaft beträufeln.
3. Die Kiwis mit dem Spargelschäler schälen und in Scheiben schneiden, die Johannisbeeren putzen.
4. In einem Topf etwas Wasser mit 1 Esslöffel Zitronensaft und Zimt zum Kochen bringen und das Obst dazugeben. Einmal aufwallen lassen.
5. Den restlichen Zitronensaft mit 100 bis 200 ml Wasser vermischen, die Stärke darin anrühren, mit Süßstoff und Vanillearoma abschmecken und in den Topf geben. Einmal aufkochen lassen.
6. Abkühlen lassen und in Glasschälchen geben.

ZUTATEN

100 g Weintrauben
1 mittelgroßer Apfel
2 EL Zitronensaft
2 kleine Kiwis
100 g weiße Johannisbeeren
1/2 Teelöffel Zimt
1 EL Stärke
flüssiger Süßstoff
Vanillearoma

NÄHRWERTE PRO PORTION

130 kcal · 27 g KH · 0,8 g F · 1,6 g EW · 2,0 BE/KHE

29. APFELKOMPOTT MIT EISCHNEEKLÖßCHEN

Für 2 Personen · ca. 30 Minuten

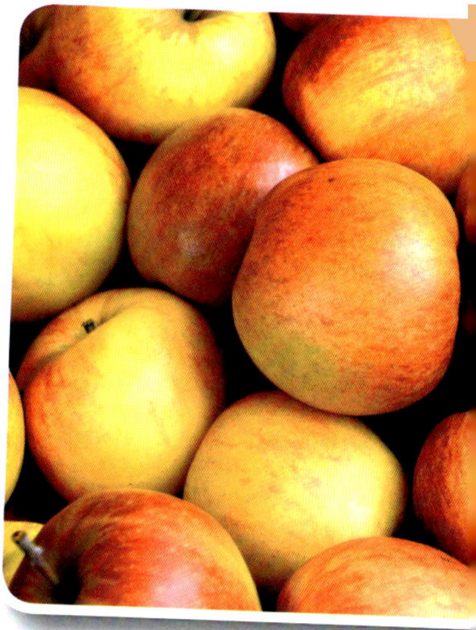

ZUTATEN

2 Äpfel
150 ml Cidre
1 Stück Schale einer unbehandelten Zitrone
2 EL Zitronensaft
1/2 Vanilleschote
1 TL Zimt
flüssiger Süßstoff
1 Eiweiß
100 ml Apfelsaft
2 EL gehackte Haselnüsse

NÄHRWERTE PRO PORTION
275 kcal · 28,1 g KH · 13,1 g F · 4,7 g EW · 2,0 BE/KHE

ZUBEREITUNG

1. Die Äpfel waschen, schälen und klein schneiden.
2. Wasser mit Cidre, Zitronenschale, etwas Zitronensaft, Vanilleschote, Zimt und Süßstoff einige Minuten kochen.
3. Das Eiweiß steif schlagen, etwas Zitronensaft und Süßstoff dazugeben.
4. Mit dem Teelöffel kleine Stücke abstecken, mit Zimt bestreuen und in einer Mischung aus Apfelsaft und der gleichen Menge Wasser kurz garen, bis das Eiweiß gestockt ist.
5. Die Eischneeklößchen in das Apfelkompott geben. Mit in der Pfanne trocken angerösteten gehackten Haselnüssen kalt oder warm servieren.

TIPP

Äpfel enthalten reichlich Pektin. Dieser wasserlösliche Ballaststoff reguliert die Verdauung und reduziert die Blutzuckersteigerung nach dem Genuss von Äpfeln.

30. PFLAUMENKOMPOTT MIT ZIMT-QUARK-SAUCE

Für 2 Personen · ca. 45 Minuten

ZUTATEN

FÜR DAS KOMPOTT
1 Zimtstange
1/2 Vanilleschote
300 g Pflaumen
flüssiger Süßstoff

FÜR DIE SAUCE
100 g Magerquark
4 EL kohlensäurereiches Mineralwasser
flüssiger Süßstoff
abgeriebene Limettenschale
1/2 Teelöffel Zimt
Rumaroma

NÄHRWERTE PRO PORTION
108 kcal · 17,3 g KH · 0,4 g F · 7,7 g EW · 1,0 BE/KHE

ZUBEREITUNG

1. Etwas Wasser mit der Zimtstange und der eingeritzten Vanilleschote zum Kochen bringen.
2. Die entsteinten Pflaumen dazugeben und 10 Minuten kochen.
3. Das Kompott mit Süßstoff abschmecken und die Vanilleschote sowie die Zimtstange aus dem Kochwasser nehmen.
4. Für die Zimt-Quark-Sauce den Magerquark mit dem Mineralwasser cremig rühren.
5. Mit Süßstoff abschmecken, etwas Limettenschale dazugeben und mit Zimt und Rumaroma durchmischen.
6. Zum Pflaumenkompott servieren.

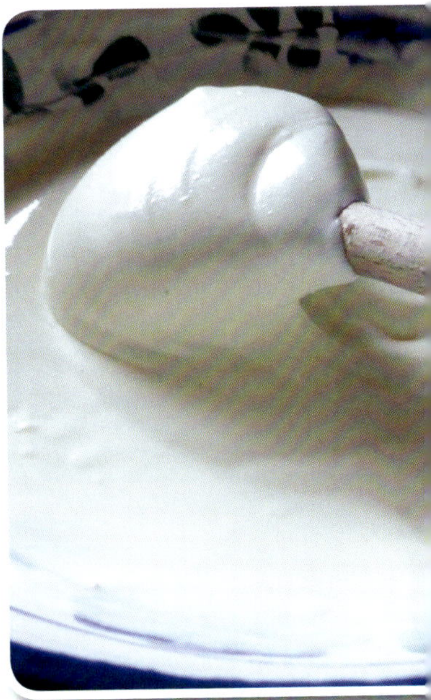

31. MILCHREIS MIT ZIMT UND FRUCHTZUCKER

Für 2 Personen · ca. 30 Minuten

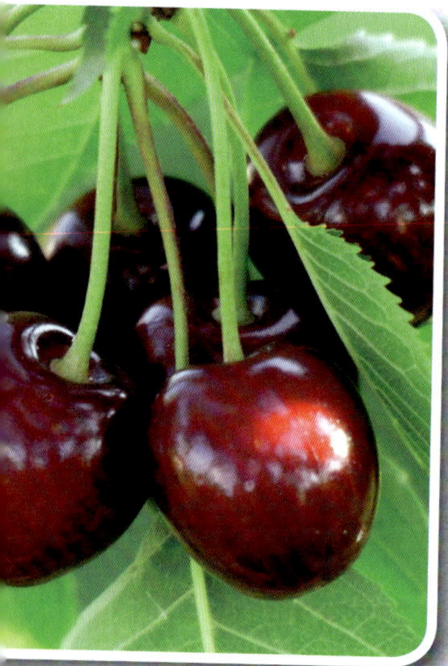

ZUBEREITUNG

1. Die Milch mit dem Reis, Salz, Süßstoff, Zitronenschale, 1/2 Teelöffel Zimt, der Vanilleschote und dem Rumaroma zum Kochen bringen.
2. So lange köcheln, bis der Milchreis weich ist. Eventuell etwas Wasser zugeben.
3. Fruchtzucker mit 2 Teelöffel Zimt mischen und über den heißen Reisbrei geben. Heiß servieren.

TIPP

Mit frischen Kirschen oder Schattenmorellen aus dem Glas sowie Mandelstiften garniert ist der Milchreis eine fruchtige und gesunde Zwischenmahlzeit!

ZUTATEN

400 ml fettarme Milch
120 g Rundkornreis
2 Prisen Salz
flüssiger Süßstoff
etwas abgeriebene Schale einer unbehandelten Zitrone
2 1/2 TL Zimt
1/2 Vanilleschote
Rumaroma
2 EL Fruchtzucker

NÄHRWERTE PRO PORTION
377 kcal · 71,1 g KH · 4,3 g F · 11,9 g EW · 6,0 BE/KHE

---

32. QUARK-ZIMT-WAFFELN

Für 4 Waffeln · ca. 30 Minuten

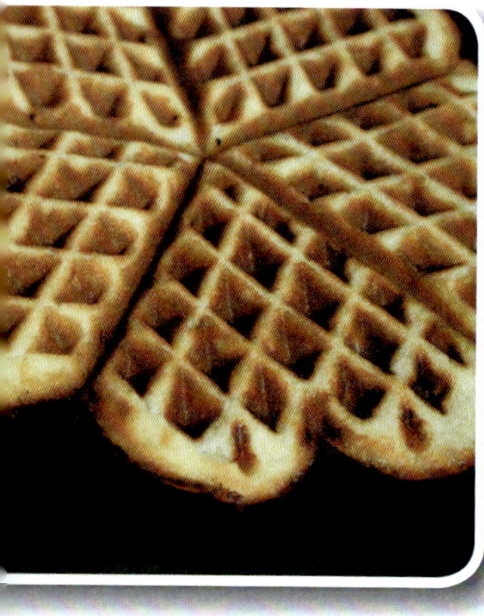

ZUBEREITUNG

1. Die Eier trennen. Das Eigelb mit Fruchtzucker schaumig rühren. Das Eiweiß mit 1 Prise Salz steif schlagen.
2. Das Mehl mit dem Backpulver sieben.
3. Den Orangensaft mit Mineralwasser, den Gewürzen, dem Süßstoff sowie dem Quark verrühren.
4. Das Eigelb und den Eischnee vorsichtig unterheben. Das heiße Waffeleisen mit Rapsöl bestreichen und die Waffeln ausbacken. Mit Zimt bestreuen.

ZUTATEN

3 Eier
30 g Fruchtzucker
1 Prise Salz
50 g Weizenvollkornmehl
50 g Weizenmehl Type 405
2 TL Backpulver
Saft von 1 Orange
1 Tasse Mineralwasser
1 TL Zimt plus Zimt zum Bestreuen
Vanillearoma
Rumaroma
flüssiger Süßstoff
150 g Magerquark
2 TL Rapsöl

Nährwerte pro Portion
235 kcal · 28,5 g KH · 7,2 g F · 12,9 g EW · 2,0 BE/KHE

TIPP

Verwenden Sie beim Einfetten des Waffeleisens nicht zu viel Fett, in der Regel ist eine ganz dünne Schicht ausreichend. So sparen Sie viele Kalorien! Bringen Sie das Fett mit einem Pinsel auf.

33. SCHMAND-PFLAUMEN-KUCHEN

Für 1 Blech (16 Stücke) · ca. 120 Minuten

TATEN

R DEN TEIG

0 g Weizenvollkornmehl
0 g Weizenmehl Type 405
g Fruchtzucker
Würfel Hefe
8 L lauwarme Buttermilch
issiger Süßstoff
Prise Salz
geriebene Schale von
1 unbehandelten Zitrone
25 g Diätmargarine
Ei
ett fürs Blech

FÜR DEN BELAG

2 kg Pflaumen
2 Eier
4 TL Zimt
50 g Fruchtzucker
flüssiger Süßstoff
1 Prise Salz
200 g Schmand
50 g Sonnenblumenkerne

NÄHRWERTE PRO PORTION

304 kcal · 40,6 g KH · 12,5 g F · 6,6 g EW · 3,0 BE/KHE

ZUBEREITUNG

1. Etwas Mehl mit 2 Esslöffeln Fruchtzucker, Hefe und etwas Buttermilch anrühren. Aufgehen lassen.
2. Restzucker, Süßstoff, Salz, Zitronenschale, die restliche Buttermilch, Margarine und das Ei einarbeiten. Erneut gehen lassen, durchkneten und auf einem gefetteten Backblech auswellen.
3. Den Backofen auf 180°C vorheizen. Pflaumen entsteinen. Auf den Teig legen und alles 25 Minuten backen.
4. Eier, 1 Teelöffel Zimt, Fruchtzucker, Süßstoff, Salz und Schmand verquirlen und über den Kuchen gießen. Mit Sonnenblumenkernen bestreuen.
5. Noch 20 bis 30 Minuten backen. Warm mit 3 Teelöffeln Zimt bestreuen.

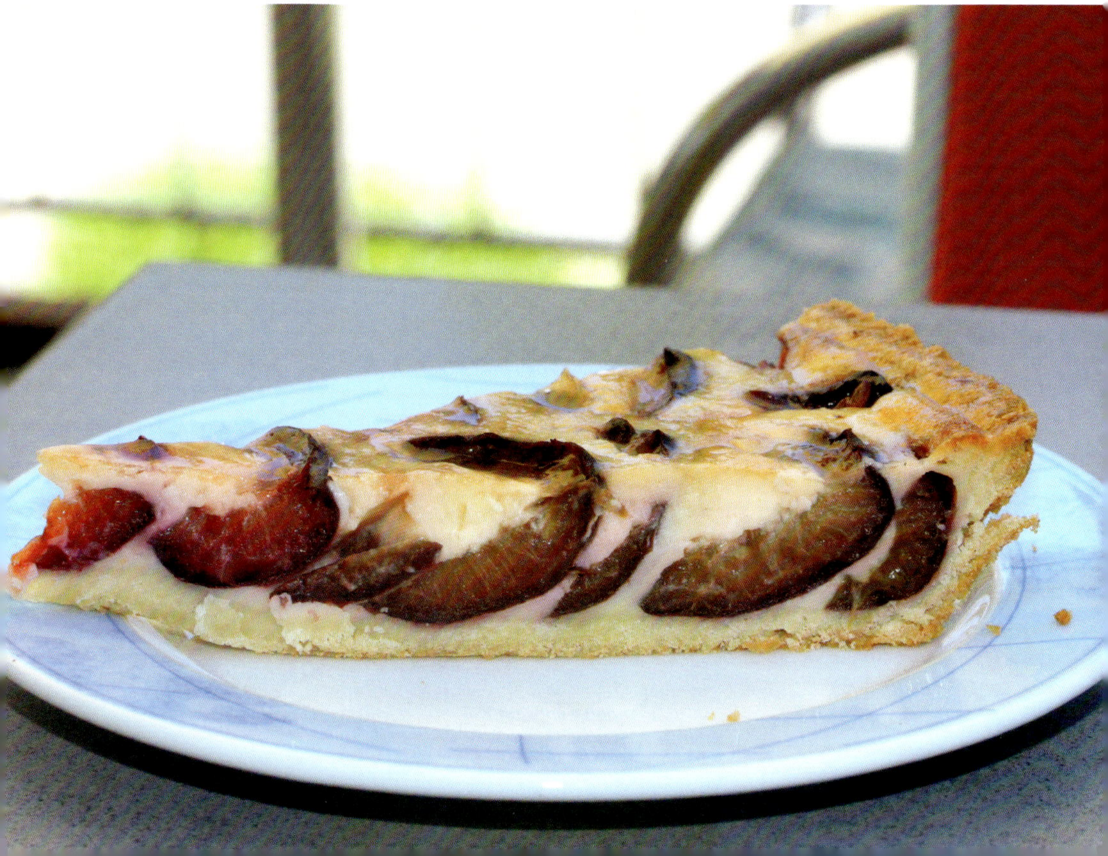

34. APFEL-ANANAS-QUARK-EIS

Für 2 Personen · ca. 30 Minuten

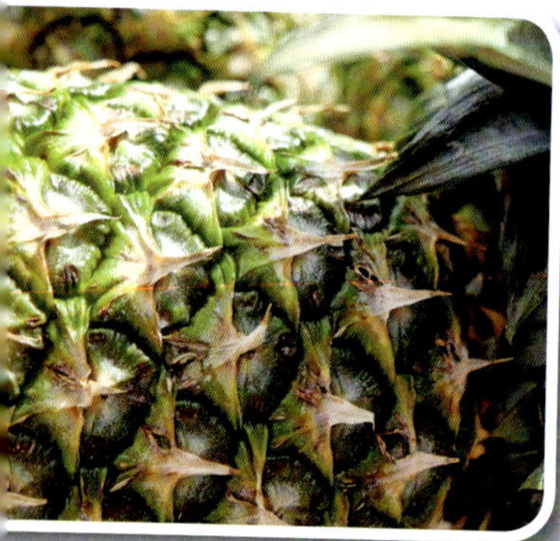

ZUBEREITUNG

1. Den Apfel schälen und das Gehäuse entfernen, in feine Stücke schneiden.
2. Die Ananas in Stücke schneiden und mit dem Zitronensaft pürieren.
3. Den Magerquark mit Apfelsaft cremig rühren. Die Sahne mit Zimt und dem ausgekratzten Vanillemark steif schlagen und mit der Quarkmasse mischen. Mit Süßstoff süßen. Dann die Apfelstückchen und das Ananaspüree unterheben.
4. Die Quarkcreme in eine Plastikschüssel geben und in den Tiefkühler oder eine Eismaschine geben.
5. Zum Servieren nach Belieben nochmals mit Zimt bestreuen und mit Zitronenmelisse-Blättchen dekorieren.

ZUTATEN

1 süßer Apfel
(z. B. Golden Delicious)
100 g Ananas
1 TL Zitronensaft
100 g Magerquark
50 ml Apfelsaft
30 g Sahne
1 TL Zimt
1/4 Vanillestange
flüssiger Süßstoff
Zitronenmelisse

NÄHRWERTE PRO PORTION
150 kcal · 23,8 g KH · 4,9 g F · 5,7 g EW · 2,0 BE/KHE

TIPP
Wenn Eis vorwiegend aus Obst besteht, ist es im Gegensatz zu Milchspeiseeis, Cremeeis oder Sahneeis relativ fett- und damit auch kalorienarm!

---

35. PFLAUMEN-ZIMT-SHAKE

Für 2 Personen · ca. 15 Minuten

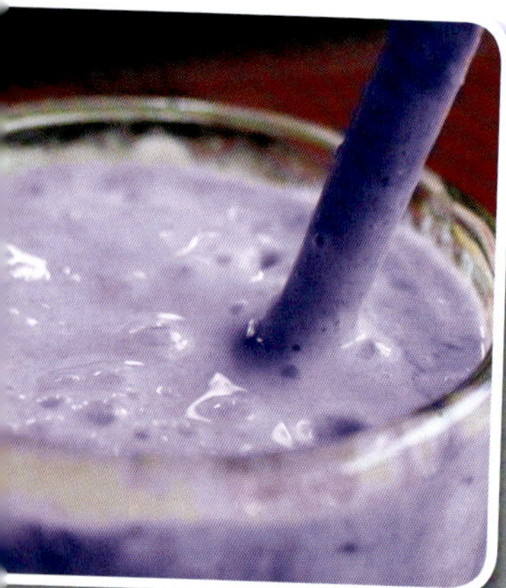

ZUBEREITUNG

1. Die Milch mit der Zimtstange und der eingeritzten Vanilleschote einmal aufkochen lassen.
2. Zimtstange und Vanilleschote herausnehmen und die klein geschnittenen Trockenpflaumen in der Milch einweichen.
3. In einem Shaker fein pürieren und Zimt, Süßstoff und Rumaroma dazu geben.
4. Den Shake in ein Cocktailglas geben und eiskalt mit gecrunchtem Eis servieren.

ZUTATEN

1/2 l fettarme Milch
1/2 Zimtstange
1/2 Vanilleschote
2 EL Trockenpflaumen
1 TL Zimt
flüssiger Süßstoff
Rumaroma

NÄHRWERTE PRO PORTION
156 kcal · 26,6 g KH · 0,5 g F · 9,6 g EW · 0,75 BE/KHE

TIPP
Zimt senkt nicht nur den Blutzuckerspiegel. Studien haben nachgewiesen, dass Zimt auch das gefäßschädliche LDL-Cholesterin deutlich senken kann. Damit beugt die tägliche Verwendung von Zimt auch Herzgefäßerkrankungen vor.

36. WEIHNACHTS-CRUMBLE

Für 4 Personen · ca. 40 Minuten

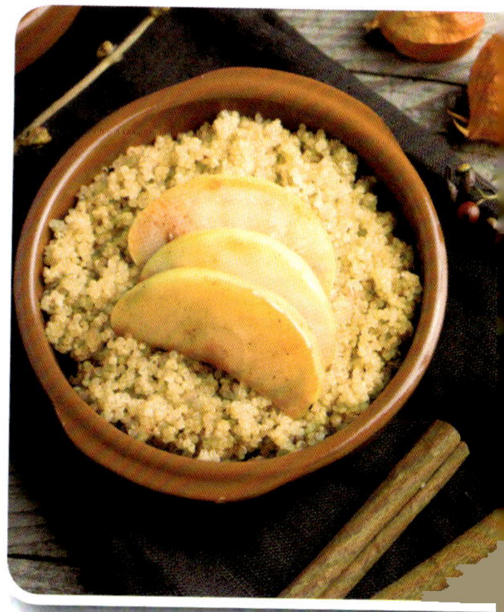

ZUTATEN

1 Dose Ananas in Scheiben
50 g getrocknete Datteln
1 Apfel
1 EL Rum
50 g kalte Halbfettmargarine
100 g Mehl
50 g Fruchtzucker
ausgekratztes Mark von 1 Vanilleschote
ca. 2 TL Zimt
300 g Joghurt (0.1% Fett)
2 EL Honig

NÄHRWERTE PRO PERSON

417 kcal · 82 g KH · 5,7 g F · 6,9 g EW · 6,5 BE/KHE

ZUBEREITUNG

1. Die Ananas abtropfen lassen und in mundgerechte Stücke schneiden. Die Datteln entsteinen und klein schneiden.
2. Den Apfel schälen und in Scheiben schneiden. Das Obst vermischen und mit dem Rum beträufeln.
3. Inzwischen den Backofen auf 200 °C vorheizen.
4. Margarine, Mehl, Fruchtzucker, Vanillemark und 1 Prise Zimt in eine Schüssel geben und zu Streuseln kneten.
5. Die Streusel über dem Obst verteilen und den Crumble ca. 30 Minuten backen.
6. Für die Sauce den Joghurt sorgfältig mit dem restlichen Zimt und dem Honig verrühren und zum noch warmen Crumble servieren.

37. WEIHNACHTSFLAMMERI

Für 2 Personen · ca. 30 Minuten

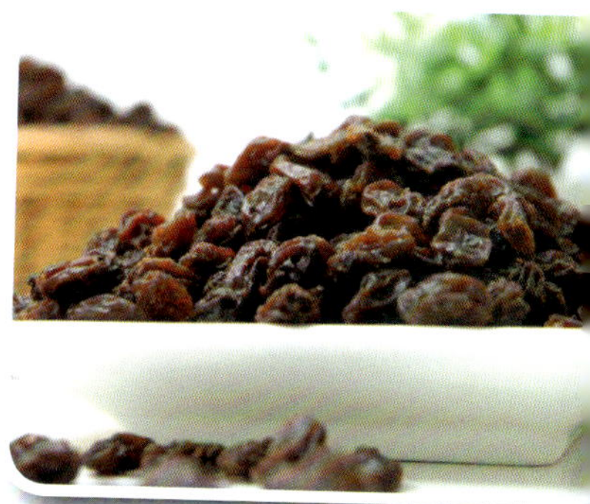

ZUTATEN

1/4 l fettarme Milch
20 g Schokoladen-puddingpulver
1 EL Rosinen
Rumaroma
1 EL gehackte Mandeln
1 TL Zimt
flüssiger Süßstoff
helle Sauerkirschen zum Garnieren

NÄHRWERTE PRO PORTION

166 kcal · 23,8 g KH · 4,9 g F · 5,7 g EW · 2,0 BE/KHE

ZUBEREITUNG

1. Die Milch in einem Topf zum Kochen bringen.
2. Das Schokoladenpuddingpulver mit etwas Wasser glatt rühren und in die kochende Milch geben, kurz aufkochen lassen.
3. Die Rosinen in etwas Wasser einweichen und mit Rumaroma beträufeln.
4. Die gehackten Mandeln in einer Pfanne trocken anrösten und mit Zimt bestäuben.
5. Rosinen und Mandeln unter den Flammeri heben, mit Süßstoff abschmecken. Mit einigen Kirschen garnieren.

TIPP

Bereiten Sie Flammeri (Pudding) möglichst mit kalorienarmer teilentrahmter Milch (1,5 Prozent Fett) zu. Milchfett ist leichtverdaulich. Süßen Sie den Flammeri erst ganz zum Schluss und verwenden Sie nicht zu viel Süßstoff, da sonst ein bitterer Geschmack entstehen kann.

38. ZIMTSTERNE

Für ca. 40 Zimtsterne · ca. 60 Minuten

ZUBEREITUNG

1. Eiweiß mit Zitronensaft sehr steif schlagen, dabei nach und nach den zuvor mit dem Pürierstab oder der Haushaltsmaschine gemahlenen Fruchtzucker und das Salz zugeben.
2. Von dem Eischnee etwa 5 Esslöffel für die Glasur beiseite stellen. 3 Esslöffel Zimt, Mandeln und Haselnüsse vorsichtig unter den restlichen Eischnee heben.
3. Teig zu einer Kugel formen und in Folie gewickelt mindestens 1 Stunde in den Kühlschrank stellen.
4. Teig auf Backpapier ca. 1/2 Zentimeter dick ausrollen. Sterne ausstechen und auf das geölte Backblech setzen.
5. Den Backofen auf 150 °C vorheizen. Die Sterne mit dem restlichen Eischnee bestreichen, mit restlichem Zimt bestreuen und etwas ruhen lassen.
6. Im Backofen ca. 20 bis 30 Minuten backen.

ZUTATEN

3 Eiweiß
1 EL Zitronensaft
150 g Fruchtzucker
1 Prise Salz
4 EL Zimt
Vanillearoma
150 g sehr fein gemahlene Mandeln
100 g sehr fein gemahlene Haselnüsse
1 EL Rapsöl fürs Blech

NÄHRWERTE PRO ZIMTSTERN

54 kcal · 4,2 g KH · 3,6 g F · 1,3 g EW · 0,25 BE/KHE

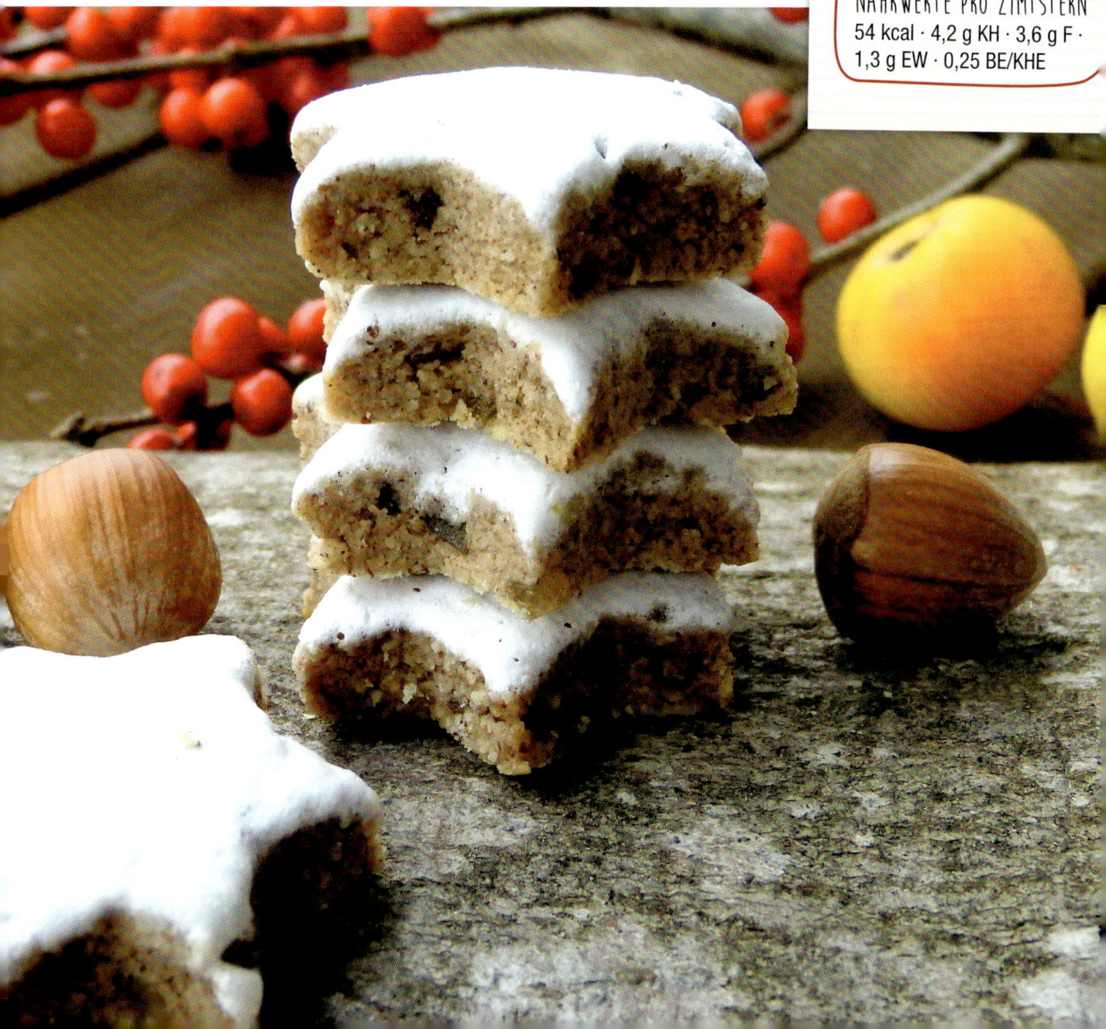

39. BRATAPFEL MIT ROSINEN UND RUM-QUARK-CREME

Für 2 Personen · ca. 45 Minuten

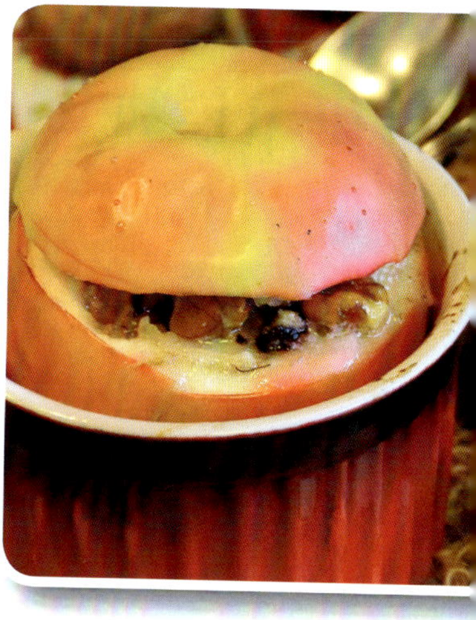

ZUTATEN

4 EL Rosinen
Vanillearoma
2 große saure Äpfel
(z. B. Boskop)
1 EL Zitronensaft
3 TL Zimt
100 g Quark
2-3 EL kohlensäurereiches Mineralwasser
flüssiger Süßstoff
abgeriebene Schale von 1 unbehandelten Orange
Rumaroma

NÄHRWERTE PRO PORTION

235 kcal · 45,6 g KH · 0,9 g F · 8,2 g EW · 3,5 BE/KHE

ZUBEREITUNG

1. Die Rosinen über Nacht in mit Vanillearoma aromatisiertem Wasser einweichen lassen.
2. Am nächsten Tag die Äpfel waschen. Von oben die Kerngehäuse aushöhlen, mit Zitronensaft von innen beträufeln.
3. Den Backofen auf 180 °C vorheizen. Die abgetropften Rosinen mit 2 Teelöffel Zimt mischen, in die Bratäpfel füllen und in Alufolie einwickeln.
4. Im vorgeheizten Backofen backen, bis die Äpfel weich werden, danach mit 1/2 Teelöffel Zimt bestreuen.
5. Den Quark mit dem Mineralwasser glatt rühren und mit Süßstoff, Orangenschale, Rumaroma und dem restlichen Zimt abschmecken.
6. Die Quarkcreme zu den noch heißen Bratäpfeln servieren.

40. GEWÜRZBROT

Für ca. 30 Stück · ca. 60 Minuten

ZUTATEN

100 g getrocknete Pflaumen
100 g getrocknete Aprikosen
250 g Walnüsse
100 g Diätmargarine
150 g Fruchtzucker
flüssiger Süßstoff
2 Eier
6 EL fettarme Milch
100 g Weizenvollkornmehl
150 g Weizenmehl Type 405
1/2 Päckchen Backpulver
1 Prise gemahlene Nelken
2 EL Zimt
1 Prise Salz
Rumaroma
Vanillearoma
etwas abgeriebene Schale einer unbehandelten Zitrone
1 1/2 EL Kakao

NÄHRWERTE PRO STÜCK

96 kcal · 14,3 g KH · 3,3 g F · 1,8 g EW · 1,0 BE/KHE

ZUBEREITUNG

1. Die Trockenfrüchte und Walnüsse fein hacken.
2. Margarine und Fruchtzucker cremig rühren. Süßstoff, Eier und Milch nach und nach zufügen.
3. Mehl sieben, mit Backpulver, Gewürzen, der Zitronenschale und dem Kakao vermengen und zusammen mit den Trockenfrüchten und Nüssen zu der Eimasse geben.
4. Den Backofen auf 175 °C vorheizen. Den Teig ca. 2 cm dick auf ein mit Backpapier belegtes Blech ausstreichen.
5. Im heißen Ofen ca. 20 Minuten backen. 1 bis 2 Stunden auskühlen lassen, dann in 3 mal 6 cm große Streifen schneiden.

GETRÄNKE MIT ZIMT

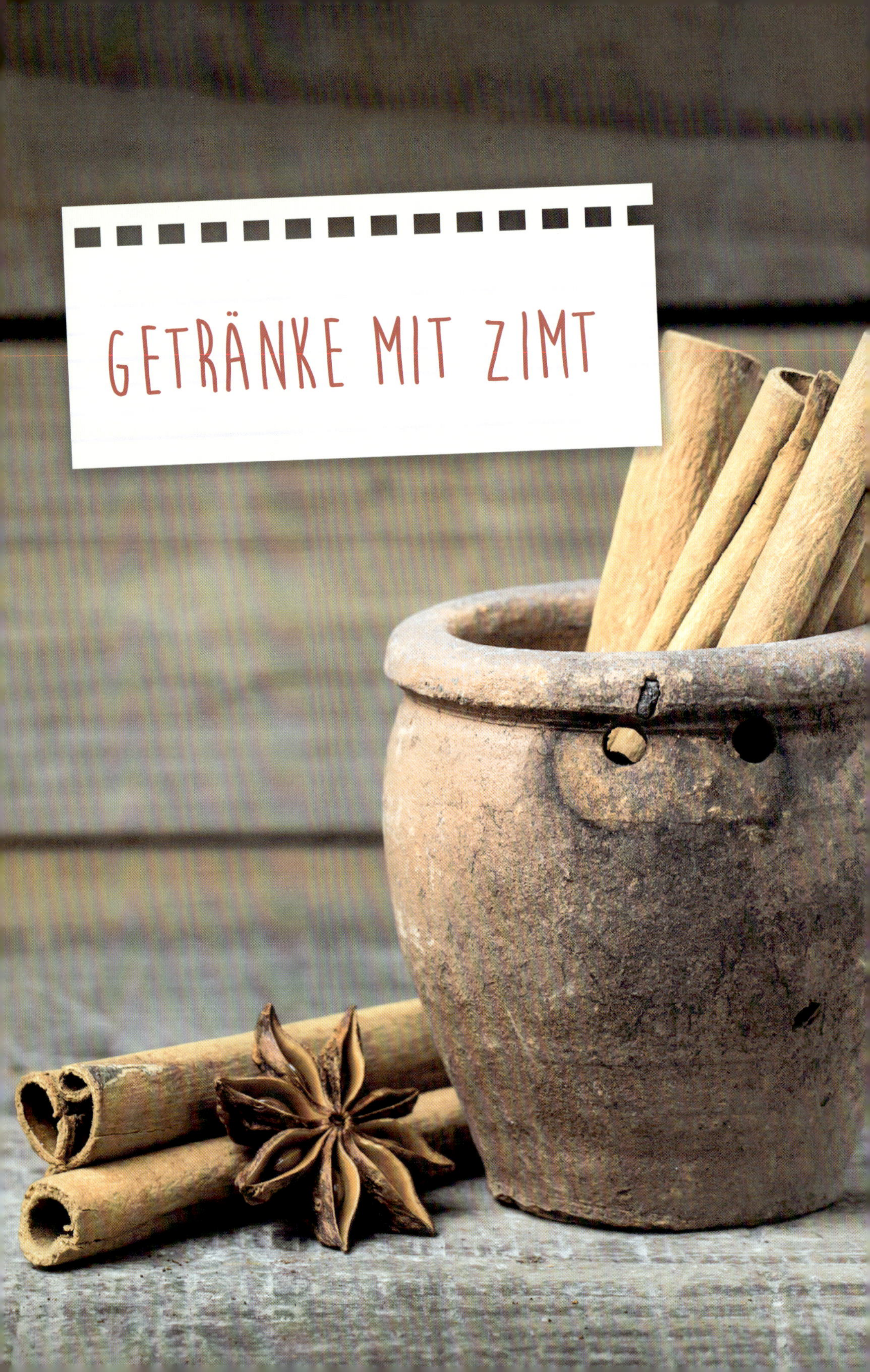

41. ZIMT-KAFFEE

4 Tassen · ca. 10 Minuten

ZUTATEN

gemahlener Bohnenkaffee für 4 Tassen Kaffee (20-30 g)
1 kleine Prise Salz
1 Msp. Zimt
1 Msp. Kakao
Vanillearoma

NÄHRWERTE PRO PORTION

0 kcal · 0 g KH · 0 g F · 0 g EW · 0 BE/KHE

ZUBEREITUNG

1. Den Kaffee in den Filter der Kaffeemaschine geben, 1 kleine Prise Salz über das Kaffeepulver streuen, Zimt und Kakao dazugeben.
2. Den Kaffee mit ca. 1/2 l kochendem Wasser aufbrühen.
3. Ein paar Tropfen Vanillearoma in den fertigen Kaffee geben.

TIPP

Wenn Sie Filterkaffee trinken, müssen Sie nicht befürchten, dass Ihr Cholesterinspiegel in die Höhe saust. Die WHO empfiehlt, täglich nicht mehr als 4 Tassen Kaffee zu trinken - das entspricht 1/2 Liter Kaffee pro Tag. Wenn Sie Magenprobleme haben, wählen Sie reizstoffarmen Kaffee. Sollten Sie auf Koffein mit Herzklopfen reagieren, trinken Sie lieber koffeinfreien Kaffee.

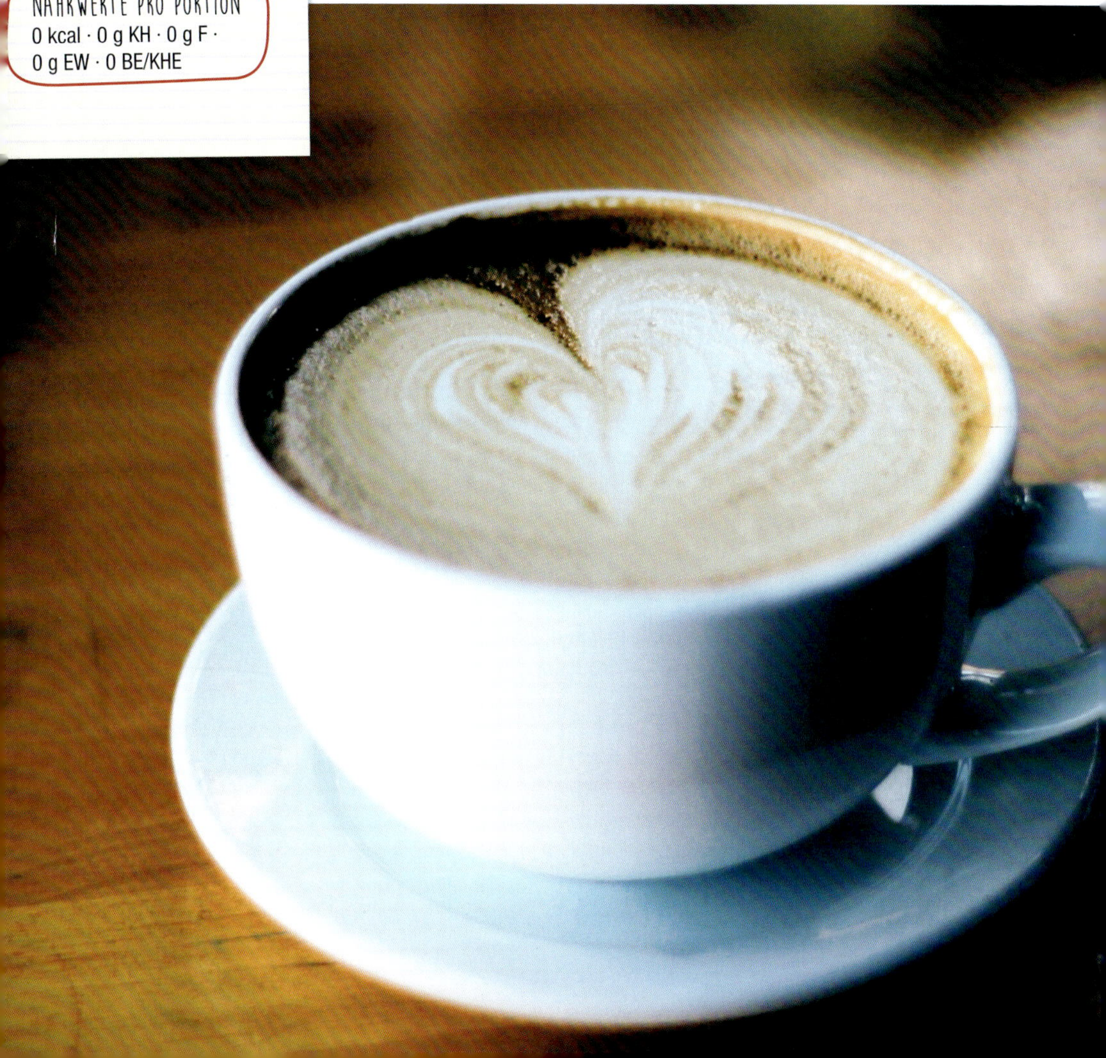

42. Kakao

Für 2 Personen · ca. 5 Minuten

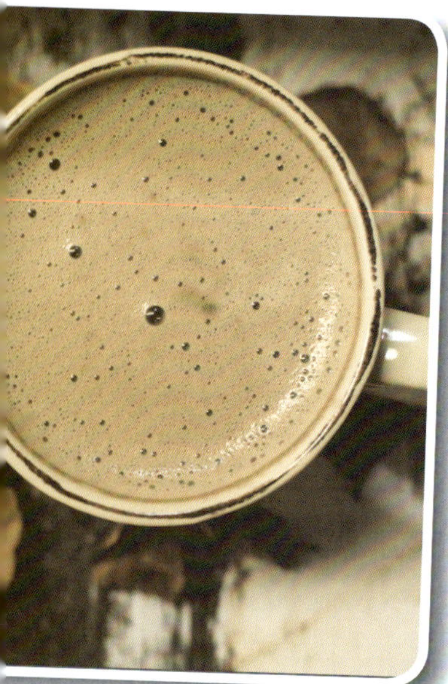

Zubereitung

1. Die Schokolade in kleine Stücke schneiden.
2. Die Milch mit Vanillearoma, Salz, der Schokolade und Süßstoff aufkochen.
3. Kakaopulver mit etwas Wasser anrühren und zur kochenden Milch geben. Mit Kakao und Zimt bestäuben.

Tipp

Das in Kakao enthaltene Koffein hilft beim Abnehmen. Wenn Sie noch mehr für Ihre schlanke Linie tun möchten, sollten Sie bevorzugt stark entölten Kakao nehmen.

Zutaten

2 Stück Zartbitterschokolade (0,1% Fett)
300 ml fettarme Milch
Vanillearoma
1 Prise Salz
flüssiger Süßstoff
2 TL stark entöltes Kakaopulver
2 Msp. Zimt

Nährwerte pro Portion

115 kcal · 10,1 g KH · 5,3 g F · 6,4 g EW · 1,0 BE/KHE

43. Kalter Früchtetee

Für 2 Personen · ca. 10 Minuten

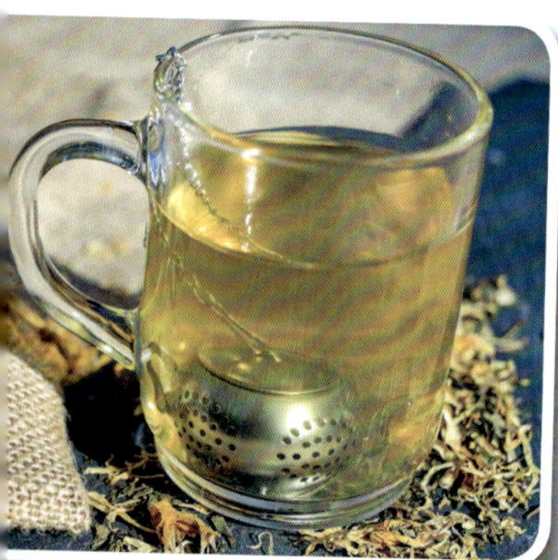

Zubereitung

1. Etwa 1/2 Liter Wasser mit den Teebeuteln, der Zimtstange und der eingeritzten Vanilleschote einige Minuten kochen.
2. Limettensaft dazugeben und abkühlen lassen.
3. Die Vanilleschote und den Zimt herausnehmen, Zimtpulver und Eiswürfel dazugeben und eiskalt servieren.

Zutaten

2 Beutel Hibiskustee
2 Beutel Hagebuttentee
1 Zimtstange
1/2 Vanilleschote
flüssiger Süßstoff
4 EL Limettensaft
2 Msp. Zimt
Eiswürfel

Tipp

Diabetiker sollten täglich mindestens 2 Liter Flüssigkeit trinken, wobei die Getränke frei von Zucker sein sollten. Kalter Früchtetee hat praktisch keine Kalorien und auch keinen negativen Einfluss auf den Blutzuckerspiegel. Der hinzugefügte Zimt hingegen wirkt sich positiv auf den Blutzuckerspiegel aus.

Nährwerte pro Portion

0 kcal · 0 g KH · 0 g F · 0 g EW · 0 BE/KHE

44. BANANEN-KEFIR-DRINK

Für 2 Personen · ca. 10 Minuten

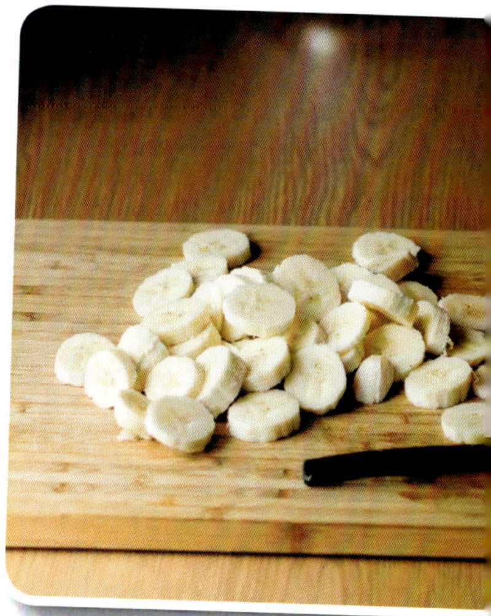

ZUTATEN

1 Banane
400 ml fettarmer Kefir
2 TL Zitronensaft
flüssiger Süßstoff
4 Msp. Zimt

ZUBEREITUNG

1. Die Banane schälen und in Scheiben schneiden.
2. Kefir und Bananenscheiben mit dem Mixstab gründlich pürieren. Zitronensaft, Süßstoff und Zimt dazugeben, nochmals kräftig pürieren.
3. In zwei große Gläser füllen und kühl servieren

NÄHRWERTE PRO PORTION

142 kcal · 23,3 g KH · 0,3 g F · 7,7 g EW · 2,0 BE/KHE

TIPP

Bananen sind wie alle anderen Obstsorten auch bestens für Diabetiker geeignet, da sie kalorienarm sind und nur eine moderate Blutzuckersteigerung hervorrufen. Kefir ist durch die enthaltenen Probiotika besonders gesund für den Darm. Statt Kefir können Sie übrigens auch Joghurt oder Brottrunk verwenden.

45. ALKOHOLFREIER SOMMERCOCKTAIL

1 Tagesration · ca. 10 Minuten

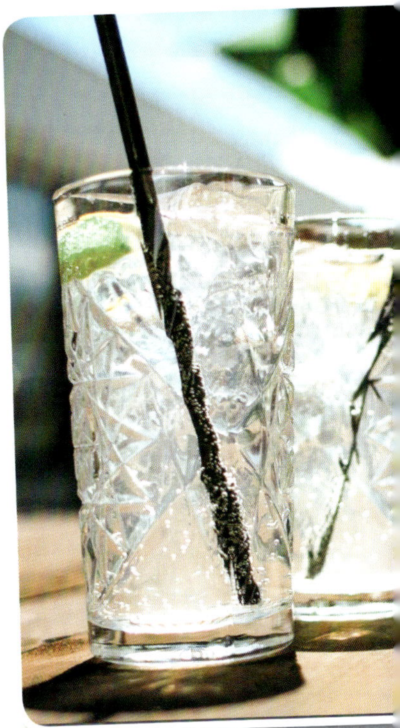

ZUTATEN

1 Zitronengrasstängel (Asiageschäft)
1 Flasche Mineralwasser (700 ml)
2 EL Limettensaft
1 Msp. Zimt
flüssiger Süßstoff

ZUBEREITUNG

1. Das Zitronengras waschen, oben und unten eine Scheibe abschneiden, dann seitlich einritzen.
2. Das Zitronengras in eine Flasche Mineralwasser geben und im Kühlschrank verschlossen über Nacht ziehen lassen.
3. Am nächsten Tag Limettensaft, Zimt, Süßstoff und zerkleinerte Eiswürfel (Crushed Ice) zu dem Wasser geben und gut mischen.

NÄHRWERTE PRO PORTION

0 kcal · 0 g KH · 0 g F · 0 g EW · 0 BE/KHE

TIPP

Wenn Sie abnehmen möchten, müssen Sie reichlich trinken, um dem Organismus die Möglichkeit zu geben, anfallende Giftstoffe auszuscheiden.

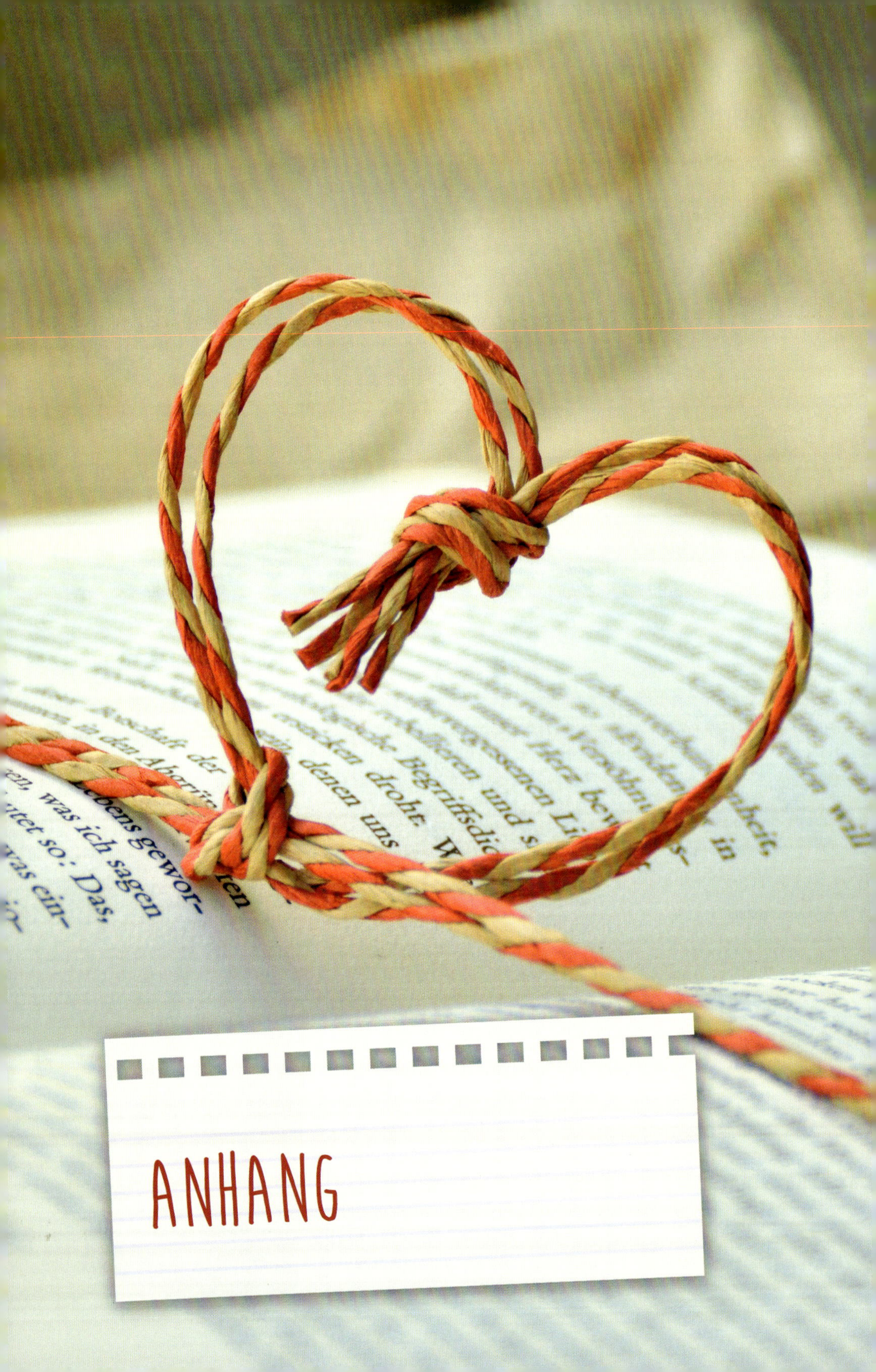

ANHANG

REGISTER

REZEPTREGISTER

DER AUTOR

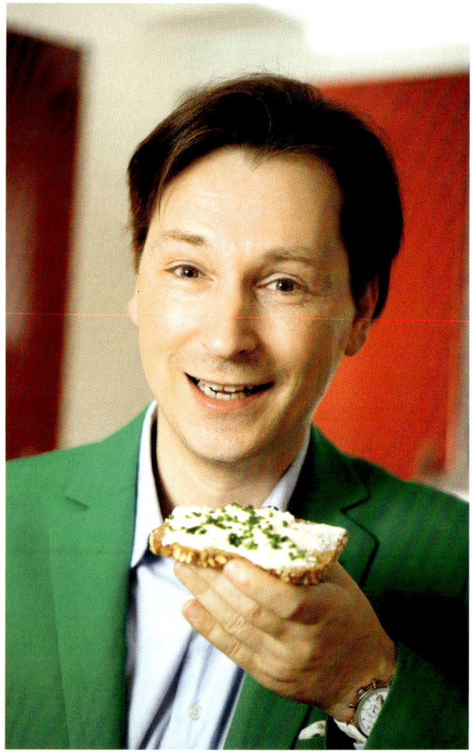

Sven-David Müller ist Medizinjournalist, Gesundheitspublizist, Diätexperte und Ernährungsexperte. Er hat Applied Nutritional Medicine (Angewandte Ernährungsmedizin) studiert.
Diabetesberater DDG Sven-David Müller ist als Ernährungsexperte und Buchautor bundesweit bekannt. Sven David Müller leidet selbst seit Februar 1976 an Diabetes mellitus Typ 1 und schreibt aus eigener Erfahrung (*www.svendavidmueller.de*).

Er hat sich für dieses Buch mit den aktuellen Studien zum Thema »Chrom, Zink und Zimt bei Diabetes mellitus« wissenschaftlich und praktisch eingehend beschäftigt.

Für seine Verdienste um die Volksgesundheit – insbesondere im Bereich der Aufklärung von Diabetikern und im Ernährungsbereich – wurde Sven-David Müller im Jahr 2005 mit dem Bundesverdienstkreuz ausgezeichnet. Im Jahr 2012 verlieh ihm die Albert Schweitzer Gesellschaft die Ehrenmedaille für Kunst und Wissenschaft.

2014 ehrte ihn die Progress Universität durch die Verleihung der Ehrendoktorwürde (Dr. h.c.). Sven-David Müller ist verheiratet und Vater eines Sohnes. Er lebt und arbeitet in Fürstenwalde/Spree. Hier führt er auch die Praxis und das Zentrum für Ernährungskommunikation. Diabetesberatung und Gesundheitspublizistik (ZEK). Seit 10 Jahren ist Sven-David Müller Vorstandsvorsitzender des Deutschen Kompetenzzentrums Gesundheitsförderung und Diätetik e.V.. Sven David Müller ist Botschafter der CED und Darmkrebshilfe e.V. und der Bundesinitiative 60Plus.

WICHTIGER HINWEIS

Bibliografische Information der Deutschen Nationalbibliothek:

Die Deutschen Nationalbibliothek verzeichnet diese Publikation in der Deutschen Nationalbibliografie; detaillierte bibliografische Daten sind im Internet über *http://dnb.ddb.de* abrufbar.

LITERATUR

» Anderson RA et al.: Isolation and characterization of polyphenol type-A polymers from cinnamon with insulin-like biological activity. J Agric Food Chem. 2004 Jan 14; 52(l):65–70.

» Anderson RA et al.: Potential antioxidant effects of zinc and chromi-um supplementation in people with type 2 diabetes mellitus. J Am Coli Nutr; 2001 Jun; 20(3):212–218.

» Anderson RA:Chromium, glucose tolerance, and diabetes. Biol. Trace Elem.. Res., 32, 19–24, 1992.

» Arablou T et al.: The effect of ginger consumption on glycemic status, lipid profile and some inflammatory markers in patients with type 2 diabetes mellitus, International Journal of Food Science and Nutricion, 2014.

» Chausmer A: Zinc, insulin and diabetes. J Am Coll Nutr. 1998 Apr; 17(2):109–15

» Chuengsamarn S et al.: Curcumin extract for prevention of type 2 diabetes, Diabetes Care, 2012.

» DiSilvestro RA: Zinc in relation to diabetes and oxidative disease. J Nutr: 2000; 130:1509–1511.

» Fuangchan A et al. Hypoglycemic Effect of Bitter Melon Compared With Metformin in Newly Diagnosed Type 2 Diabetes Patients, Journal of Ethnopharmacology, 2011.

» Gregory S et al.: Insulin Resistance: Lifestyle and Nutritional Interventions. Altern Med Rev; 2000; 5(2):109–132.

» Kasper H et al.: Ernährungsmedizin und Diätetik. Urban und Fischer 2004.

» Khan et al.: Cinnamon improves glucose and lipids of people with type 2 diabetes. Diabetes Care. 2003 Dec; 26(12):3215–8.

» Leitzmann C et al.: Ernährung in Prävention und Therapie. Hippokrates Verlag, Stuttgart 2001.

» Leung L: Anti-Diabetic and Hypoglycaemic Effects of Momordica Charantia (Bitter Melon): A Mini Review, British Journal of Nutrition, 2009.

» Mahpara S et al.: Effect of various doses of Cinnamon on Blood Glucose in Diabetic Individuais. Pak J Nutr; 2004; 3:268–272.

» McNair P et al.: Hyperzincuria in insulin treated diabetes mellitus - its relation to glucose homeostasis and insulinadministration. Clin. Chim. Acta, 112, 343–348, 1981.

» Müller SD und Pfefferkorn K: Berufs- und Beratungspraxis für Diätassistenten und Ernährungswissenschaftler, Mainz Verlag, Aachen, 2015.

» Müller SD und Raschke K: Das Kalorien-Nährwert-Lexikon, Schlütersche Verlagsgesellschaft, Hannover, 2012.

» Müller SD und Pfeuffer C: Genussvoll essen bei Diabetes. Midena Verlag, München 1998

» O' Connell BS: Selected Vitamins and Minerals in the Management of Diabetes. Diabetes Spektrum 14 (3), 2001.

» Perger F: Zinkmangel und Störungen in Immunreaktionen und bei Diabetes. Zeitschr. f. Erfahrungsheilkunde, 5, 285-290, 1987.

» Pungcharoenkul K und Thongnopnua P: Effect of different curcuminoid supplement dosages on total in vivo antioxidant capacity and cholesterol levels of healthy human subjects, Phytotherapy Research, 2011.

» Qin B et al.: Cinnamon extract (traditional herb) potentiates in vivo insulin-regulated glucose utilization via enhancing insulin signaling in rats. Diabetes Res Clin Pract. 2003 Dec.

» Riales R und Albrink MJ: Effect of chromium chloride supplementation on glucose tolerance and serum lipids including high-density lipoprotein of adult men. Am J Clin Nutr 1981; 34:2670-2678.

» Spegg H: Ernährungslehre und Diätetik. Deutscher Apotheker Verlag, Stuttgart 1999.

» Striffler JS et al.: Chromium improves insulin response to glucose in rats. Metabolism; 1995; 44:1314-1320 62(3):139-48.

» Vafa M et al.: Effects of cinnamon consumption on glycemic status, lipid profile and body composition in type 2 diabetic patients, International Journal of Preventive Medicine, 2012.

» Vanschoonbeek K et al.: Cinnamon supplementation does not improve glycemic control in postmenopausal type 2 diabetes patients. J Nutr. 2006 Apr; 136(4):977-80.

- Verspohl et al.: Antidiabetic effect of Cinnamomum cassia and Cinnamomum zeylanicum in vivo and in vitro. Phytother Res. 2005 Mar; 19(3):203-6.
- Vladeva SV, Terzieva DD, Arabadjiiska DT: Effect of chromium on the insulin resistance in patients with type II diabetes mellitus, Department of Endocrinology and Metabolic diseases, Medical University, Bulgaria William T, Frank B. Role of Chromium in Human Health and in Diabetes, Diabetes Care, 2004.
- Yiming Li et al.: Preventive and Protective Properties of Zingiber officinale (Ginger) in Diabetes mellitus, Diabetic Complications, and Associated Lipid and OtherMetabolic Disorders: A Brief Review, Faculty of Pharmacy, The University of Sydney, 2006.
- http://www.pharmazeutische-zeitung.de/index.php?id=pharm6_50_2004&no_cache=1&sword_list%5B0%5D=bittermelone – Bittermelone kann den Blutzucker senken
- http://www.pharmazeutische-zeitung.de/index.php?id=2416 – Chrom und Zimt verbessern Lebensqualität
- http://www.pharmazeutische-zeitung.de/index.php?id=1587&no_cache=1&sword_list%5B0%5D=zimt – Was Zimt leisten kann
- https://www.efsa.europa.eu/de/efsajournal/pub/2951
- http://onlinelibrary.wiley.com/doi/10.2903/j.efsa.2010.1732/abstract
- https://www.ncbi.nlm.nih.gov/pubmed/23921483

ABBILDUNGSNACHWEIS

S. 6 pixabay.com/Myriams-Fotos
S. 15 Unsplash.com
S. 19 pixabay.com/TapisRouge
S. 22 pexels.com/olly
S. 24 pixabay.com/RitaE
S. 33 pixabay.com/pexels
S. 35 pixabay.com/seeseehundhund
S. 36 pixabay.com/eak_kkk
S. 39 pixabay.com/pexels
S. 42 pixabay.com/Daria-Yakovleva
S. 45 pixabay.com/siobhandolezal
S. 49 pixabay.com/3dman_eu
S. 50 pixabay.com/Couleur
S. 90 pixabay.com/congerdesign

REZEPTE: FRUCHTIGE SALATE

S. 58 pixabay.com/Ajale
S. 59 o. pixabay.com/jackmac34
S. 59 u. pixabay.com/Uroburos
S. 60 pixabay.com/sharonang
S. 61 o. pixabay.com/RitaE
S. 61 u. pixabay.com/bykst

REZEPTE: PIKANTE GERICHTE

S. 62 pixabay.com/coyot
S. 63 o. pixabay.com/Tabeajaichhalt
S. 63 u. pixabay.com/anestiev
S. 64 o. maxpixel.freegreatpicture.com
S. 64 u. pixabay.com/Brett_Hondow
S. 65 pixabay.com/Einladung_zum_Essen
S. 66 o. pixabay.com/Hans
S. 66 u. pixabay.com/ulleo
S. 67 o. pixabay.com/Brett_Hondow
S. 67 u. pixabay.com/PublicDomainPictures
S. 68 pixabay.com/JESHOOTS
S. 69 o. pixabay.com/tookapic
S. 69 u. pixabay.com/ronhvass
S. 70 o. pixabay.com/LoggaWiggler
S. 70 u. pixabay.com/RitaE
S. 71 pixabay.com/congerdesign

REZEPTE: SÜẞE HAUPTSPEISEN

S. 72 pixabay.com/Ekologiskt_Skafferi
S. 73 o. pexels.com/malimaeder
S. 73 u. pixabay.com/strecosa
S. 74 pixabay.com/tookapic
S. 75 pexels.com/JayAbrantes

REZEPTE: LECKERE SNACKS UND DESSERTS

S. 76 pixabay.com/dbreen
S. 77 o. pixabay.com/ejaugsburg
S. 77 u. pixabay.com/rosegold
S. 78 o. pixabay.com/PublicDomainPictures
S. 78 u. pixabay.com/JanosVirag
S. 79 o. pixabay.com/PIRO4D
S. 79 u. pixabay.com/EME
S. 80 o. pixabay.com/Hans
S. 80 u. pixabay.com/cocozi
S. 81 pixabay.com/teamLumondi
S. 82 o. pixabay.com/Couleur
S. 82 u. freeimages.com/schleicher
S. 83 o. pexels.com/pixabay
S. 83 u. pixabay.com/forwimuwi73
S. 84 pixabay.com/silviarita
S. 85 pixabay.com/RitaE

REZEPTE: GETRÄNKE MIT ZIMT

S. 86 freepik.com/dashu83
S. 87 pixabay.com/Unsplash
S. 88 o. pexels.com/LisaFotios
S. 88 u. pixabay.com/Couleur
S. 89 o. pexels.com/Tookapic
S. 89 u. picjumbo.com/about-viktor-hanacek

BUCHTIPPS

» Diabetiker-Ampel, Sven-David Müller, Trias Verlag, Stuttgart, 2016.
» Die 50 wichtigsten Blutzuckerkiller, Sven-David Müller, Trias Verlag, Stuttgart, 2017.
» Die Müller-Diät, Sven-David Müller, Schlütersche Verlagsgesellschaft, Hannover, 2012.
» Diabetes natürlich behandeln, Sven-David Müller, Schlütersche Verlagsgesellschaft, Hannover, 2014.
» Das Große Diabetiker Kochbuch, Sven-David Müller, Schlütersche Verlagsgesellschaft, Hannover, 2015.
» Das Kaum Cholesterin Kochbuch, Sven-David Müller, Mainz Verlag, Aachen, 2011.
» Das Kein Gluten Kochbuch, Sven-David Müller, Mainz Verlag, Aachen, 2011.
» Essen ohne Nebenwirkung, Sven-David Müller, Mainz Verlag, Aachen, 2012.
» Cholesterin natürlich senken, Sven-David Müller, Mainz Verlag, Aachen, 2015.
» Zimt gegen Zucker, Sven-David Müller, Mainz Verlag, Aachen, 2010.
» Wir essen uns schlank, Sven-David Müller, Mainz Verlag, Aachen, 2013.
» Berufs- und Beratungspraxis, Sven-David Müller, Mainz Verlag, Aachen, 2015.

WICHTIGE INTERNETADRESSEN:

www.diabetikerbund.de (Patientenorganisation)
www.dkgd.de (Fachgesellschaft Gesundheitsförderung)
www.svendavidmueller.de (Diabetes- und Diätberatung)
www.stada.de (Zink-Histidin-Präparat)
www.drfalkpharma.de (Zink-Histidin-Präparat)
www.pharmanord.de (Chrompräparat)

WICHTIGE ADRESSEN

Deutscher Diabetikerbund e.V.
Goethestraße 27
34119 Kassel
Tel.: 05 61/70347-70
Fax: 05 61/70347-71
info@diabetikerbund.de

Zentrum und Praxis für Ernährungskommunikation, Diabetesberatung und Gesundheitspublizistik (ZEK)
Sven-David Müller, MSc.
Berliner Str. 11c
15517 Fürstenwalde/Spree
www.svendavidmueller.de
info@svendavidmueller.de

Deutscher Diabetiker Verband e. V.
Hahnbrunner-Straße 46
67659 Kaiserslautern
Tel.: 0631 / 76488
Fax: 0631 / 97222
kontakt@mein-bdkj.de

Pharma Nord
ChromoPrecise (Chrom-Präparat)
Schiffbrückstraße 6
24937 Flensburg
info@pharmanord.de

Deutsches Kompetenzzentrum Gesundheitsförderung und Diätetik e.V.
c/o: Sven-David Müller, MSc.
Berliner Str. 11c
15517 Fürstenwalde/Spree
www.dkgd.de
info@dkgd.de

IMPRESSUM

Dieses Buch basiert auf den beiden folgenden Titeln:

Blutzucker natürlich senken
Autoren: Sven-David Müller und Irina Baumbach
3., unveränderte Auflage 2010
TRIAS-Verlag, Stuttgart
ISBN: 978-3-8304-3826-7

Zimt gegen Zucker – Das Rezeptbuch
Autoren: Sven-David Müller und Irina Baumbach
1. Auflage, 2006
Knaur Verlag, München
ISBN: 978-3-4266-4452-2

1. Auflage 2018

Gestaltung, Druck und Vertrieb:
Druck- und Verlagshaus Mainz
Süsterfeldstraße 83
D-52072 Aachen

info@verlag-mainz.de
www.verlag-mainz.de

Abbildungsnachweis (Titelbild):
shutterstock.com

ISBN-10: 3-86317-030-X
ISBN-13: 978-3-86317-030-1